講談社選書メチエ

688

養生の智慧と気の思想

貝原益軒に至る
未病の文化を読む

謝 心範

MÉTIER

目次

第一章　中国の養生文化と日本の養生文化――7
第一節　養生文化の流れ
第二節　中国における養生の定義
第三節　日本における養生文化
第四節　未病の定義
第二章　『医心方』『喫茶養生記』とはどんな書物か――23
第一節　最古の医書『医心方』
第二節　栄西が著した『喫茶養生記』
第三章　『養生訓』の登場と貝原益軒――47
第一節　著者・貝原益軒の学問
第二節　『養生訓』の文化背景
第四章　「思」の視点から読む『養生訓』――55

第一節　『養生訓』を読む五つの視点
第二節　養生文化の思想史的背景
第三節　「医は仁術」の由来と「未病」
第四節　人間の尊厳性と養生
第五節　「思」の力、心の働き

第五章　「行」の視点から読む『養生訓』——99

第一節　「活き活きと」生きるための方法
第二節　我が生命は日常行動で決定される
第三節　「ほどほど」の重要性
第四節　禁忌とされる事項

第六章　「食」の視点から読む『養生訓』——125

第一節　我が生命は食によって決まる
第二節　効果を左右する条件
第三節　食の養生の決め手
第四節　禁止される食

第五節　病は口からという基本

第七章　「住」の視点から読む『養生訓』　179
第一節　環境を認識し、対応すること
第二節　天気、季節に順ずること
第三節　方向、方位を選択すること

第八章　「衣」の視点から読む『養生訓』　209
第一節　「衣」についての概説
第二節　材質の選択・使用法と環境

第九章　現代社会と『養生訓』　225
第一節　生活習慣病と『養生訓』
第二節　生命力の輝きのために

『養生訓』が参照・引用する主要な漢籍　234
日本の主な養生書と著者の概要　244
本書での『養生訓』の項目番号・分類と原典巻数　260

あとがき　280

第一章 中国の養生文化と日本の養生文化

第一節　養生文化の流れ

養生文化は中国が起源である。その歴史は西暦紀元前の商（殷）、西周の時代までさかのぼり、経《けい》書《しょ》『周礼《しゅらい》』「天官」には専門分野の医者について、以下のような記載がある。

「政府として専門職を設けた。食べ物の管理医―食医、一般疾病の管理・治療医―疾医、外傷系の専門医―瘍医、馬・牛など動物（戦争の資源に該当する）の専門医―獣医。毎年これら専門職を維持するためにテストがあり成績により五段階級に分けた」と。疾病の診断方法などをはじめ医療制度を説明しており、今日の医療制度の基礎となる様式が、早くもこの時期に完成していることは興味深い。

春秋戦国時代には、道学の思想に基づく陰陽五行説の解説書によって、養生の思想がまとめられている。老子による『道徳経』[1]（成書年代・前五七一～前四七一年）、荘子による『荘子』「養生主」（前三〇〇年頃に成立したとされる）、そして作者不詳であるが養生思想の中国における最初の集大成『黄帝《こうてい》内経《だいけい》』（前七七〇頃から戦国時代の終わる前二二一年頃までに成立したと考えられている）が著された。続いて漢の時代に作者不詳の『神農本草経』（成書年代は紀元前三世紀頃と推定される）、そして二〇〇年頃には張仲景（一五〇～二一九年）により『傷寒論』が著された。

この頃の日本は弥生時代後半から古墳時代に当たるが、養生思想に関するような書物は見つかっていない。その後、朝廷によって大陸との交流が始まり、五三八年の仏教伝来の前後に大陸文化の流入が爆発的に増えたことを考えると『黄帝内経』は六世紀には日本に入ってきたと考えられる。隋、唐の時代には日本から派遣された遣隋使、遣唐使が当時の最新の大陸文化を日本に持ち帰ったし、また、大陸からは多数の僧侶が日本に入ったりして、仏教の教えの一部として養生の思想が伝えられた。

　この後、日本では奈良時代を経て平安時代前半に、物部広泉《もののべのひろいずみ》（延暦四〔七八五〕～貞観二〔八六〇〕年）によって『摂養要訣《せつようようけつ》』という養生関連の書物が初めて世に出ることになる。実際の「養生」という言葉は、九二〇年頃深根輔仁《ふかねのすけひと》により『養生抄』という名で初めて登場し、同じく深根輔仁による『養生秘要抄』（九二一年）を経て、九八四年に丹波康頼《たんばのやすより》により『医心方《いしんぽう》』が著された。

　鎌倉時代に入ると、日本における代表的な養生書『喫茶養生記《きっさようじょうき》』が一二一一年、栄西によってまとめられる。それからは、徐々に養生に関する書物が増えていき、争乱の続いた戦国時代が終焉し、江戸時代になって、二〇〇年以上もの平和な時代が続いていくと、人々に自分の健康に関心を持つ余裕が生まれてくる。当然ながら、このような人々を中心に、現代で言う「健康ブーム」がまきおこり、養生に関する書物がこの江戸時代に爆発的に増えたのである。

　このような時代背景の中、一七一三年に貝原益軒《かいばらえきけん》が『養生訓』を世に出し大ベストセラーとなった。過去の『医心方』や『喫茶養生記』は宮廷人や高い地位の将軍、僧侶などの間で読まれる類いの書物であったが、貝原益軒は江戸時代の一般大衆向けに養生をわかりやすく説明した。それは日本の養生文化にとって画期的なことで、益軒は中国の文献を研究しつつも、それをそのまま転用するのではなく、当時の日本の文化に照らし合わせ、独自の解釈、心得、体験を加えることにより、大衆に向けてその思想・世界観を大いに浸透させたのであった。その後、江戸時代だけでも『養生訓』は版を重ねることとなり、現代においても数多くの訳本、解説本が出版されているのである。

第二節　中国における養生の定義

手始めに、中国の古い辞書に拠りながら、「養」「生」「醫（医）」「藥（薬）」の四つの古文字の概念を見てみよう。

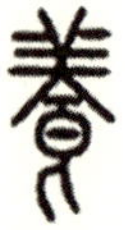

まずは「養」である。次のような説明文がある。

一「養：供養也。（下略）」（許慎撰・段玉裁注『説文解字注』上海古籍出版社、一九八一年版。『説文解字』は中国最初の字書で後漢の和帝の時代、永元一二〔一〇〇〕年に許慎により完成された）

二「養：1、生育。2、哺乳。3、飼育。4、培養。5、教育。6、調養。7、積蓄。8、長。（長度、長久、長遠）」（『辞海』上海辞書出版社、一九八四年版）

上記二を日本の熟語に置き換えると、以下のようになる。

「養＝1、生育。2、哺乳、供養。3、飼育。4、培養。5、教育。6、調養。7、貯蓄。8、長（長さ、久しさ、将来）。」

「調養」は『周礼』「天官」に見られる言葉。『周礼』別名『周官』は、戦国時代（前四〇三～前二二一年）に作られた儒教経典の一つで、西周時代（前一一世紀～前八世紀）の社会制度を記述した書物であるが著者は不明。疾医と呼ばれる王の担当医がいろいろな味、雑穀、薬草を利用して王の病を養い、それを「調養」と言った。

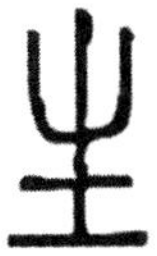

次に「生」である。『説文解字』では「生：進也。象艸木生出土上。凡生之属皆従生」とある。漢字の字形は、草、樹木が土から生長する様子を表していて、それが生の意味を表しているという説明である。それでは、「養生」という語の解釈はどうなるであろうか。

『漢語大詞典』（上海辞書出版社）には「1、保養生命、維持生計。2、摂養心身使長寿。3、蓄養生物。4、謂駐扎在物産豊富、便于生活之処。5、生育。」とある。訳してみると、養生とは、「1、生命を保養する、生計を維持する。2、長寿のために心身摂養する。3、生き物を飼う。4、物産豊富、生活に便利な場所に駐在する。5、生育する」という意味になる。

要するに、養生とは、動物、植物にかかわらず、生き物として成長性があり、生命力があるものすべてを対象として保護、生育する、という意味である。

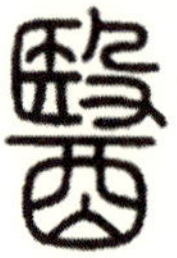

また、「養生」という言葉が使われる文章には、「醫（医）」「藥（薬）」という語もよく使われる。「医」の意味はどうだろうか。

これも『説文解字』によれば「治病工也。（中略）周礼有医酒。古者巫彭初作医」とあり、意味としては、医は疾病治療の専門技術者であり、『周礼』記載によれば、当時（前一一～前八世紀）、医師を、食医（飲食分野）、疾医（内科）、瘍医（外科）、獣医（馬、牛などの動物を診る）に分けて、管理官僚職を設置した。医は本来、酒の呼び名でもある。古代に「彭」という占い師が初めて医を行った。それで「医」が始まった、というような内容である。

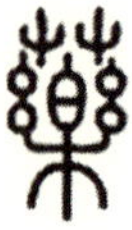

最後に「薬」について見てみよう。やはり『説文解字』によれば「治病艸」とあり、「薬」は病気を治す草の総称である、とされている。

「医」は健康状況が劣化して異常が発生し、疾病という現象が生じたあとで、患者の救助を主にする職業である。疾病対応にとって欠かせない物質の名が「薬」である。これはごく一般的な定義として現代社会でも認められている。しかし、古代中国では「医」「薬」に対してもう一つの意味を持たせていた。すなわち健康に異常を発生させないために、予防措置を追究してその効果を実現させることも、「医」と「薬」の使命である、という考え方である。

中国最古の医に関する書と言われる『黄帝内経』の中の「素問・四気調神大論」に、次のように書かれている。

「是故聖人不治已病治未病、不治已乱治未乱、此之謂也。夫病已成而後薬之、乱已成而後治之、譬猶渇而穿井、斗而鋳錐、不亦晩乎」

已病《いびょう》・未病とは、病の発生が確認できる、つまり現代医学で言う診断がつく状態と、病への発展途中でまだ診断がつかない状態、を示す対照的表現である。わかりやすく意訳すれば、高名な先生は、病気になってから治療するのではなく、まだ病気にならない未病の状態のときに治す。戦争になってからそれを終わらせるのではなく、戦争になる前に原因を探し、それを治すのが大事なのだ。病気になったら薬を用い、乱になってから治めるのは、喉が渇いたら井戸を掘り、戦いが始まったら武器を造るのと同じで、これでは遅いのだ、というほどの意味である。

また、同じく『黄帝内経』の「霊枢・逆順」という箇所には、「上工刺其未生者也。其次、刺其未盛者也、……上工治未病、不治已病、此之謂也」とあり、意味を解釈すれば以下のようになる。「良い医者は疾病が発生する前に突き止める。次は疾病の弱小期に突き止める。……上手な医者はすでに起こった病気を治すよりも、未病を治すべきである」

さらに『金匱要略《きんきようりやく》』（張仲景、後漢時代の二一九年）にも、「上工治未病」つまり優秀な医者は未病を治す、との記載がある。

「未病を治す」という考え方は、中国の古典医書・薬書にも記載されているように、医薬に共通する疾病対策の根本観念であって、それが中国伝統医薬学の理論となり、業界の目標、さらには医薬の倫理基準ともなった。

筆者は、「未病を治す」というこの中国伝統医薬学の核となる概念を育成した土壌は、古代の「道」「儒」の学問における養生の価値観念であると考えている。「養生」という漢字の定義としては、西暦一〇〇年代の中国の辞書の記載から二一世紀初頭の現代日本における辞書の記載にいたるまで、一九〇〇年の年月を経過しても、生命体を対象とすることとして基本的に一致している。すなわち「養生」とは、「生命力」を養うことと定義するのが最もふさわしいと考えられる。

「養生」について記した文章の中でしばしば一緒に使われる「医」「薬」の二つの漢字の定義も、養生と同様、日中間で基本的に一致している。ただし、土木・建築工事などで周囲を傷つけないように保護することなど、生命体以外の対象にも養生の言葉を用いるのは日本だけである。

中国では昔から「上医医未病」すなわち一流の医者は未病を治すという観念が「医」「薬」界に浸透してきた。これに対し、日本では近代から現代にいたる間に、「病」が発生してから「医」「薬」の科学的治療効果を探究するという方向に進み、「病」を確認してから治療することに、より重きが置かれるようになった。つまり、「未病を治す」ことの基本観念である「養生」との出会いが、日本で主流となる西洋医薬業界ではだんだん少なくなってきたとも言えよう。

なお、中国の伝統的な薬学書には、「上薬養命、中薬養性、下薬治病」、つまり「一番良い薬は寿命・生命力を養うものであり、二番目に良い薬は体質・体力を養うものであり、疾病を治療する薬は三番目である」という記載がある（中国最古の薬学書『神農本草経』）。ここで、薬の本命は疾病治療以外の役割を追求すべきであるとして、寿命と成長に関わる健康と生命力を養うことも均しく強調されている点に注意したい。注目すべきなのは、上、中、下の分け方に見られるように、生命力を養うことと未病を治すことが、疾病を治療することよりも優先されていることである。

ただ、一般庶民社会では異なる状況も少なくなかった。庶民と医者の接点の多くは疾病（已病）の治療であった。医者の立場からは、治療の効果、患者の回復の質は単に自分の責任というだけでなく、自分の技術や能力の評価の根拠となり、患者との信頼関係の構築に基づく評判は、医者の収入、生計に影響することにもなる。そして医者は、患者の回復を期待する立場になり、疾病（已病）を治療すると同時に、養生についての指導も必ず行う。指導の内容は、服薬、日常生活、飲食物の禁忌・

注意事項から、個別の指導事項にまで及んだ。

先述した医書『金匱要略』や『傷寒論』の著者として名高い張仲景は、当時、猛威を振るった伝染病の対策で自ら庶民患者の診察、施術にも腕を振るったことで知られるが、その該博な知識と臨床経験をもとにまとめた上記主著において、「弁証施治」の医術の根本原則を強調し、症状だけで判断し投薬治療するのは劣等医者の危険行為であるとし、病因を究明し、患者の身体・生活状況を認識したうえで治療を行うのが重要であると提唱した。彼の論点の土台には、自然を尊重し養生を実施すれば病にはならないという、養生文化論の根本的な考え方がある。また彼は、『金匱要略』の中でも、疾病治療に対して養生を主として主張し、治療効果を得る方法よりも疾病をいかに避けるかの方法と基本原理を示している。

第三節　日本における養生文化

「養生」という言葉は、日本では歴史的にどう定義され、どのように用いられてきただろうか。日本医学史の泰斗、富士川游は、「我が邦上古より鎮魂祭ありて寿を祈るの風あり。養生の意はまずここに現わる。しかしどれも医家がこの事につきて講究するに至りしは後代にして、物部広泉が『摂養要訣』二〇巻を著したるを以て、この科専書の嚆矢とすべし(2)」と、日本における養生研究の始まりを規定している。富士川游は慶応元（一八六五）年生まれ、和漢の古医書を収集し、日本の医史学を切り拓いた学者である。

物部広泉は、平安時代前期、伊予国（今の愛媛県）風早郡の人で、嵯峨朝から仁明朝にかけて侍医・内薬正《ないやくのかみ》として歴代の天皇に仕え、初めて養生に関する記述を行った。上記『摂養要訣』（二〇巻）は散逸してしまったが、『本朝書籍目録』医書の項に記録されている。

また「養生」の語は、同じく平安時代、深根輔仁の『養生抄』にも記載例を確認できるし、日本最古の医書で国宝とされた『医心方』（永観二〔九八四〕年成書）にも現れる。全三〇巻から成る古典漢方医薬書大成である『医心方』第二七巻はまさに「養生篇」と題し、「養生」に関する記録である。

なお、これまでの研究を参照してみると、江戸時代までの日本において、養生に関する書籍の執筆者として数え上げられる名前は一〇〇名を大きく超える。日本での養生への熱い探究心と深さが表れているが、これらの主な人名と業績を一覧にして本書巻末に掲げたので参照されたい。

このように長い歴史を有する日本の養生文化・養生研究において、「養生」とはどのように定義されてきたのであろうか。日本における重要な「養生」の定義の一つに、古代中国におけるのと同様の、「生命を養う」という表現がある。この「生命を養う」とは、どう解釈したらよいのだろうか。

動物、植物を含めすべての生物は成長する。生命体として誕生してから自然に成長期に入り、育っていく。いわば生まれつきの能力であり、この根本的能力とそのあり方の違いが各生命体の状態（強い、弱い、成長が早い、遅いなど）と、その存在の質に直接影響する。

また、生命体は代謝の過程で想定外のプレッシャーや事故に出会うことがあり、そのとき生命体には、それに対抗、あるいは克服していく能力、さらには生命体に加えられた損傷を回復させていく能力がある。この生命体におのずから備わっている再生能力は、生命体自体が大事にしなければならず、つまり養っていくべきものである。ここではこの能力を「生命力」と名付ける。つまり「養生」とは、単に生命力の誕生や育成を養う（司る）だけではなく、誕生後の成長を支えていくパワーである「生命力」をも養うのが、より本質的な定義であると考えたい。

人間の場合を考えてみよう。母胎内胚子を確認できれば、そこに初めて生命が誕生したと言える。この段階以前、つまり生命の誕生以前の、はっきりと存在したとは言えない生命体は「養生」の対象とはならない。しかし、妊娠中の母子は「養生」の対象となる。そして出産後、新たな生命体の成長が始まり、乳児期、幼児期、青年期、成人期、壮年期と生命が成長していく旅が、寿命が終わるまで続く。この過程のすべての段階が、生命力という根本能力によって支えられていく。

そもそも生命力とは何であろうか。どう考えたらよいのか。

上述したごとく、生命が誕生したときからあるパワーの作用が始まり、それは生命の存在ならびに新陳代謝の速度や質に影響を与える。したがって生命の生理的存在自体が生命力存在の証拠となる。生命の生理的存在が停止すれば生理死亡の開始であり、生命力は完全喪失される。

個々のDNAには寿命の終点までの設計図が用意されているが、それを現実化するためには生命力という根本パワーが欠かせない。このパワーの存在ならびに存在状態は、生命力における以下の六つの能力に影響を及ぼす。

一　運動能力（走る、登る、泳ぐなど、身体活動能力）
二　抗疲労能力（心身両面の疲労回復能力）
三　老化緩和能力（加齢とともに進む心身の老化・衰退を緩和する能力）
四　抗病能力（容易に病気に感染しない能力）
五　闘病能力（罹患した病気と闘う能力）
六　健康回復能力（病後や治療後に身体を再生し、回復させる能力）

人間には代謝を行う特質があるため、これらの能力が備わっている。歩き、走り、疲れたら休憩して元気を回復する。老化を緩やかにする能力も持っており、病気になったら薬を飲んで静養すれば治るし、風邪の流行中でも感染しないこともある。再生できない臓器もあるが（心臓、腎臓、角膜など）、肝臓は五分の一まで切除しても元に戻る等々は、生命力という生存能力が存在する証拠である。しかし、ここで大事なことは、これらの能力には個人差があるということ、また生まれつきの要素だけでなく、後天的に養うことができるものもあることである。

かくして人間は生命の旅を前進していくが、そのレールから脱線する場合がおおむね二つある。一つは疾病、もう一つは事件、事故による損傷である。

現在では、疾病による生命の脅威を解消させるには、「医」という専門職が「薬」を用いて対処、解決するのが一般的通念になっている。しかし、古代から現代まで通してみても、医薬の力ですべての疾病を治せるわけではない。また病気になりたくないという一般的通念もあり、医薬の業界でも昔から、病気になるとやむをえず薬で治すが、そもそも疾病にならないために「養生」を工夫すべきであるという主張もある。

先述した『医心方』は、全三〇巻の中に、巻二六「仙道篇」、巻二七「養生篇」、巻二八「房内篇」、巻二九「中毒篇」、巻三〇「食養篇」が収録されており、その各篇において、医薬の分野においても「養生」の重要性が認識されている。いつの時代でも「養生」の重要性は説かれており、民衆も「養生」を求めていることに変わりはない。(3)

第四節　未病の定義

養生は未病と関わるところが多い。唐代の医者・道士である孫思邈《そんしばく》（五八一〜六八二年）は多くの医学書を著して医神とも敬われたが、その著作のうちの『千金要方』（巻二七）に次のような用例がある。彼は疾病を「未病」「欲病」「已病」に区別し、「医者は疾病が発生する前に直すべし。軽い時期に直すべし。有事至る前に解消すべし」とした。

著者の主張は今でも通ずるものがあると思われるが、以下、「未病」をどう考えるべきか、考察してみよう。

未病を治すという概念は、三つに分けて考えることができる。

一、疾病形成の前に予防する。内因・外因の両方に着手して疾病の発生起因を解消する。

二、病変の拡大の阻止。病変した部位から病変していない部位への影響を予防、阻止する。

三、病変の再発予防(4)。

伝統的中国医薬学においては、このような未病の定義と概念が存在し、未病を治す思想の基礎となっている(5)。「未病を治す」という基礎理念を実現するには、医者の診断能力において洞察性、探究性を高度化させ、学識・経験を積み重ねることが必要とされるだけでなく、実際に問題を発見し、解決する能力を持つかどうかが問われる。

東洋でも西洋でも医者に共通する使命が病気の治療であることは言うまでもなく、已病を治すということの原理上、大きな違いはない。しかしながら、未病に対する診断・処置について共有できている点は、いまだ少ないのが現状であろう。

いまひとつ視点を変えて考察してみよう。自然界には、晴れ、曇り、雨という現象がある。ここで晴れを健康、雨を疾病とし、体内の異変の始まりを曇りと見れば、曇りの現象を「未病」と考えることができる。体内の異変は始まっているが、病変まで確認できるほどではない。しかしこの状態を放置すると、雲が濃厚となり、疾病に近づいていく。条件を変える努力をして雲が浅くなれば、健康に近づいていく。「未病を治す」ことの定義はむずかしいが、ここでは、曇りを変化させるこの努力をもって、「未病を治す」ということの理解のために、比喩的に提起しておこう。

（1）筆者は、「道」の哲学的側面よりも学術的な研究応用面に関心があるため、宗教の範疇としてではなく、「道学」という表現を使いたい。「道」は紀元前三〇〇年初め頃の中国の老子・荘子に代表される学説。この学説が帝王から尊重された時期もあった。インドから伝来した仏教と区別して「道教」と名づけられ、宗教組織として盛んになった。
（2）富士川游著、松田道雄訳『日本疾病史』平凡社、一九六九年
（3）丹波康頼撰、槇佐知子・全訳精解『医心方』三〇巻（全三三冊）、筑摩書房、二〇一二年。
（4）胡未東「張仲景「治未病」思想浅述」、『国医論壇』第二三巻第二期、二〇〇八年。
（5）劉昭純編『中医基礎理論』第二章、高等教育出版社、二〇〇七年。

第二章

『医心方』『喫茶養生記』とはどんな書物か

第一節　最古の医書『医心方』

日本の最古の医書『医心方』と、茶の書であり諸病に対する茶の効能なども説かれた『喫茶養生記』、そして養生説の普及に役立った儒者であり医者・貝原益軒の『養生訓』の三書は、それぞれ時代も著者も異なるが、実は一つの共有点がある。それはいずれも「養生」という言葉を使っており、「養生」という二文字を軸に、時代の隔たり、医・茶道など分野の違いを超えて、将来へとつながる養生文化の流れを生み出したことである。ただし、前二書は漢文で書かれているのに対して、『養生訓』は仮名まじりの和文で書かれているという大きな相違点がある。

『養生訓』については次章以降で詳しく触れることとし、以下まずは前二書について紹介する。

『医心方』（全三〇巻）は、日本に現存する最古の医学書で、世界的な文化財とも言われ、中国にはもはや現存しない史料も含めて数多くの文献を記載、引用し、病気の症状、原因や治療法を述べたものである。

編纂者の祖先は中国後漢の霊帝より三代目の阿智王で、応神天皇の時代、すなわち五世紀頃に日本に渡ってきた。その子孫が丹波地方に住みつき、坂上姓を賜ったのだが、『医心方』の著者である丹波康頼（九一二〜九九五年）はその後裔で、医学に精通し、京に召されて丹波の姓を賜り、鍼博士、医博士、左衛門佐、左衛門医師、丹波介を名乗り、従五位の上に位階されている。

『医心方』は中国の宋以前の医書・仙書・仏典・哲学・文学などの文献を網羅して、九八四年に編纂された医学全書である。引用文献は孫引きまで入れると二百余と言われ、一書で五〇巻、一〇〇巻のものもあるから膨大な量になるが、現存するものは稀である。中国では宋の時代になってから医学書が印刷出版されるようになり、それ以前の古い医学書は失われたが『医心方』は、そうした印刷出版がなされる前の中国医書の形と内容を忠実に伝えていると言われている[1]。

国立博物館所蔵の国宝を紹介するE国宝のサイトによれば、「(『医心方』の)二七巻分は平安時代に、一巻は鎌倉時代に書写され、二巻と一冊は江戸時代に補われたものである。〔中略〕(東京国立博物館所蔵の)本書は室町時代に正親町《おおぎまち》天皇から典薬頭《てんやくのかみ》の半井光成《なからいみつなり》に下賜されたと伝えられ、『半井家本』と呼ばれる。半井家では門外不出としてきたため、一八五四(安政元)年幕府に貸し出されたほかは、近年まで公開されることがなかった」と解説されている。

『医心方』は一九八四年、国宝として認定されている。

この『医心方』は、一〇世紀に始まる宋の時代の初期まで、中国で一〇〇〇年ぐらいかけて蓄積された医薬・養生文化・哲学・歴史など文明の精粋を網羅し、紹介した書物である。それまでの貴重な史料を保存した功績も大きい。同時に、『医心方』は、古代の歴史における日中間の文化交流の記録であるとも言える。以下、『医心方』の内容を、いくつかの観点から考察したい。考察に際しては、『丹波康頼撰、槇佐知子全訳精解　医心方』(三〇巻〔全三三冊〕、筑摩書房、一九九三〜二〇一二年)を参照させていただいた。

(1)『医心方』への道学文化の影響

『医心方』には中国の道学思想が中国伝統医薬学に与えた深い影響が反映されている。『医心方』全体に道学的な文化が染み込んでいると言えるが、その基礎の上に立って、膨大な史料群が整理されている。

巻一は概論であり、続いて巻二の鍼灸篇では鍼、灸を施術するツボ、手法、時期、時間の選定、禁忌要項などを紹介、解説しているが、基本理論の原点は人間と自然の関係、すなわち「道法自然」(老子『道徳経』二五章)にある。人間には一二本の経絡《けいらく》(一二の月の循環に対応)および三六五個のツボがある(年間三六五日に対応)。そして、気《き》、血《けつ》、津《しん》液(生命構成の三種物質説)の流れが滞らないために鍼灸を使うという説である。この説は道学の「道法自然」の基礎のもとで展開された。

巻三の風病篇では、風邪病因説の由来は陰陽現象の交代変化により生じた過程であるとしている。陰陽説も道学の基本理念である。

巻四から巻一七までは肌、毛髪、顔面の保養、各内外器官の疾病、診断治療法、薬の組成と使用法、巻二一、二二、二三と巻二五は、婦人諸病、胎教、出産、出産前後の保養作法、胎児と母体、子供の保護の判断、対応、治療、投薬方法と注意事項、禁忌内容を提示し、解説している。

その理論根拠と実施原則そして修正判断の基準は、自然と人間の主従関係とその関係の変化であると述べている。さらに、その変化から生じた結果の影響を判断し、分析、対応処方を練り上げて、陰陽五行説の「相生相克」と道学の基礎について論じている。すなわち、世間のすべての生態は、その存在位地と特定の作用を持ち、相互に依存し、制約され、共同して進化するのが自然の原理だという考え方である。ここに展開される理論の出典の一つは『帰蔵』であり、これは三易『連山』『帰蔵』『易経』（『周易』とも呼ばれる）中の一部で、著者は不詳、紀元前三〇〇年代の春秋時代に書かれたと推測されている。

巻一九、二〇の服石篇では、道学の「錬丹派」の仙人術の一つ「丹」を服用する方法と、その前提となる考え方を解説している。丹の服用後の副作用による損傷を治療、解消するためのいわゆる薬害の解消方法も提示している。

巻二四では、不妊の悩みの原因は生理・病理以外にもあると推定し、夫婦、兄弟、生まれつきの運勢、先天性、遺伝性の身体的特徴、星座、人相占いなどについて述べている。禍を避けるための方法を求める発想は道学の一つの特徴である。

巻二六は仙道篇。不老長寿は仙人説の理想として道学が主張することの一つである。その関連で、効果的な仙人術作法の継続的な修行方法を説いている。一定程度になったら、辟穀《へきこく》（断食術）を実施する伝統的道学説である。また、修行は山林荒野での実施を主張し、野獣や自然からの傷害を治す方法と、予知できない禍を避けるための防護方法の把握こそが道学の心得であると述べている。

巻二七は養生篇。道学の代表的人物の一人である荘子の著書『荘子』「養生主」の中で初めて養生の文字が使われている。未病の対策を含む見識は「道法自然」（老子『道徳経』二五章）による道学の価値観をわかりやすく表現している。

巻二八は房内術に関連する諸説。対象は男女の性愛。道学の陰陽説（男は陽、女は陰）の典型的な表現である房内術の「陰陽互補」説は、道学の健康関連の一種の性交術との説がある。

巻二九中毒篇、巻三〇食養篇は、日常生活の中で食材の選択、使い方、注意点、失敗したときの対応法、治療法と回避法をまとめている。季節や時気の陰陽、材料の陰陽属性、人間の陰陽状況などを判断基準として「相生相克」の道学原理を基に展開している。

このように『医心方』の編纂者・丹波康頼は道学文化を主な幹にして、当時、健康の維持、疾病の予防と治療に関する多くの史料を整理分類し、抜粋してこの文献を完成した。

(2)『医心方』における仏教文化の受容

『医心方』の中には仏教文化も受容されている。

まず巻二の鍼灸篇には、インド仏教医書の訳文が収容されている。続く巻三の外邪の風、風による病因説には、インド原始仏教の内容が盛り込まれている。

巻六では胸部、腹部、腰部など五臓六腑の内臓の疾患に関わる湯薬、丸薬、薬酒の治療法のルーツには、僧医の記載があり、巻七では性病、陰部、肛門、痔、寄生虫に関わる疾患が解説されており、痔の項目には仏典からの抄録がある。また、巻八の手、足の疾患には、唐の帰化僧鑑真の処方も含む書誌学記載があり、巻一九の服石篇には、鑑真の秘方を収録している。

最終巻に近づくと、巻二七の養生篇には、インド・バラモンの秘方を収録。また、巻二八の房内篇には、密教の「陰陽双修」の秘法も収用するなど、丹波康頼は仏教にも目を向け、広い度量と視野を持って極めて高度な医薬学の精粋を網羅したと言ってよい。

(3)子孫繁栄の願い

古代宮廷権力が安定継続するための基本要件の一つは帝王の血脈の延続である。編纂者・丹波康頼には宮廷を意識した配慮があると筆者は推測する。『医心方』の中には、子孫繁栄のために重要なテーマとして選ばれたと見られる記述がある。また、婦人諸病、美貌、身体機能維持の観点から養生を重要視している個所もある。

巻四では髪、顔面部、頭部の疾患。美容、美髪、育毛などに関する悩みの解消方法を記しており、巻七では性病、陰部、肛門、痔、寄生虫に関わる疾患や男性性器に関わる諸病と痔疾について言及していて、生殖ということへの関心が高まっている。巻一七でも皮膚病のほか梅毒性病などにも触れている。

巻二一、巻二二では、婦人諸病の治療法を網羅し、胎教から出産に至るまで、妊娠月別鍼灸禁止のツボやもろもろの注意が述べられる。巻二二は妊婦と胎児のための養生法や流産の防止と妊婦の諸病の治療法三七章より成る。

続く巻二三は産科治療篇である。出産時や産前産後の禁忌、儀礼など、また難産、逆児、死産、産後の諸症に関する理論とその治療法五〇章より成る。巻二四は子を産むための占相篇であり、不妊の悩みの解消法、男女の産み分け方、生年、時刻、星宿、人相、体形などによる占い、父母兄弟姉妹との関係、禍を避けるための命名法などが述べられる。

そして巻二五は生まれてきた子に関する記述で、小児篇では儀礼、命名、育児、治療などに関する記述があり、出生児の大半が六歳より前に死亡した古代の事情に対して先天の疾病、小児特有の治療法を網羅している。また、小児特有の夜泣きやひきつけ（発作性痙攣）、種々の疫病、皮膚病、腫瘍、怪我、誤飲の応急処置などの治療法が述べられる。

さらに、巻二八は房内篇として男女性愛に関する人間の性の生理学、医学的な知見が披瀝《ひれき》され、巻三〇に至って食養篇として食材の特徴、効能効果の認識と選別法、使い方による有益性と有害性の見分け方についての見識をまとめている。

このように、全三〇巻のうち一〇巻は男性の性能力、女性の特に男の子の妊娠、出産能力、産後回復、母子保養法、美容の悩みの解消と美容美髪の増進法、嬰児保養、育成法に関する悩みの解消法、疾患の治療法と身体健康と生育、生理能力の維持、養生方法などに関し、各方面、各流派の関連精粋を網羅しているのである。

『医心方』は当時の日本社会では支配階級限りで門外不出の秘宝として保有された。そのため、その内容の認知範囲が限定され、『医心方』に収容された中医薬、養生の学術面での応用が社会的に広まるのも限定されていたと推測される。一方、原著は漢文で書いてあり、読み取るのに高度な教養と能力が要求される。文化教育が普及せず、印刷技術がまだないという社会背景の中では、『医心方』を読むことができ、記載された学術を勉強して応用できる人の数はごくわずかだったと考えられる。

（4）養生技術習得の提唱

巻二七の養生篇では、唐代の道士・思想家である孫思《そんし》邈《ばく》の『千金要方』を引用して、養生の目的と実施要項について「病にかからないうちに病の源を治める——つまり病気を未然に防ぐことなのである」「養生というものは、知識として理解するだけではなく、何度も繰り返して習得し、生まれながらに身に付いているもののようにしなければならない[2]」としている。

つまり、病気にならないために養生をする、養生はただ知識を得るだけではなく、養生の知識を身に付けたうえで実践するべき技術なのである。養生篇では、槇佐知子氏の「全訳精解」を基にまとめると、以下のような養生知識（技術）を身に付けるべきと提唱している。

一、精神衛生。精神と肉体についての認識論、道学根底にある意識の調整方法。
二、身体の養生法。自然環境と季節の変化による人体への影響の理解と対応法、日常の大便・小便、行動が適度であるかどうかの把握法、事件、事故、災害などを回避する方法。
三、呼吸法。呼吸法の応用により生命力の強さが変わる。
四、導引術。身体内外の「気」を整理、調整する方法、気功術。

五、立ち居ふるまい、行動上の注意点と養生の調整、実施方法。
六、起き臥し、睡眠と養生。
七、言うこと、語ることと養生。
八、衣服と養生。
九、住居、方位、季節と養生。
一〇、養生のために回避、禁止すべき事項。

養生方法は容易に実行できそうもないような印象を与えるかもしれない。しかしいずれも生活に密着したテーマがとりあげられており、養生の知識を理解し、技術を習得すれば決して実行できないことではない。実施して、習慣になり、養生効果も確かに出ると主張するのが『医心方』養生篇の魅力の一つである。

小曽戸洋《こそとひろし》『漢方医人列伝「丹波康頼」』(3)によれば、「このように、『医心方』は中国唐以前の医学の集約というべき本ですが、その編集方法には日本人らしい取捨選択の目も反映されています。たとえば、引用にあたって陰陽五行説や、脈の繁雑な理論など、観念的・思弁的な部分は多く省略されています。また食品の選別や解説にも、当時の日本の事情がみてとれます。論理、理屈よりも、実用性を優先した日本の個性のあらわれといえるでしょう」としているが、筆者もその見方に同意する。

中国伝統医薬学の論理の原点は陰陽五行説であり、陰陽五行説の原点は「易学」である。自然と生命の規則の理解と研究見解の累積であり、内容は難解である。一〇〇〇年以上蓄積してきた中国伝統医薬の知識の山から実際に用い、あるいは即効的効果を求める目的のために治療や養生の作法を集中輯録、薬の名称、製法、使用方法などを取捨選択するのは理解できるが、一方、中国伝統医薬の理論の原点や「順天応人」の倫理観、さらに未病、已病に対する診察方法と技術、その精粋と累積を捨て去るべきではないと筆者は考える。

第二節　栄西が著した『喫茶養生記』

次に『喫茶養生記』を取り上げることにする。著者である栄西は平安時代末期から鎌倉時代初期の人、日本仏教史上きわめて重要な人物で、その偉業は広く知られている。

日本臨済宗の祖・栄西は比叡山で台密を学び、入宋して臨済禅を学んだ仏教僧であるが、『喫茶養生記』において、道学の説、概念、作法、表現を取り入れ、その冒頭に「茶は養生の仙薬也、延齢の妙術也」と書いた。

本節では養生学の観点から、仏教徒としての栄西の業績について紹介し、『喫茶養生記』とその特徴について考察する。

（1）栄西と仏教

栄西は保延七（一一四一）年四月二〇日、備中（岡山県）吉備津宮の社家、賀陽《かや》氏の子として誕生した。一一歳で地元安養寺の静心和尚に師事し、一三歳で比叡山延暦寺に上り翌年得度、天台密教を修学した。その後、宋において禅宗の盛んなることを知り、二八歳と四七歳の時に二度の渡宋を果たした。

二回目の入宋においてはインドへの巡蹟を目指したが果たせず、天台山に登り、万年寺の住持虚庵《こあん》懐敞《えじょう》のもとで臨済宗黄竜派の禅を五年にわたり修行し、その法を受け継いで建久二（一一九一）年に帰国した。

都での禅の布教は困難を極めたが、建久六（一一九五）年博多に聖福寺を開き、『興禅護国論』を著すなどしてその教えの正統を説いた。また、鎌倉に出向き源頼家の庇護のもと正治二（一二〇〇）年に建立した寿福寺の住持に請ぜられた。

さらに二年後、建仁寺を創建した。その後、建保三（一二一五）年七月五日、建仁寺で示寂《じじゃく》（享年七五）。護国院にその塔所がある。

栄西は宋に滞在中、茶を喫してその効用を研究し、その茶種を持ち帰り栽培してさらに研究を深めたという。建暦元（一二一一）年には『喫茶養生記』を著すなどして普及と奨励に努め、日本の茶祖とされている。

栄西が入宋した当時の中国は「南宋」（一一二七〜一二七九年）と呼ばれた時代で、首都は今の杭州

（一一二九〔建炎三〕年に「臨安府」に名称変更）である。入宋後の滞在先は浙江省の天台山で、滞在期間は五年であった。

栄西が在宋した時期は、一一五〇年以上の北宋時代を通じて隋、唐の文化・経済など歴史の遺産の上で文明の進化が続き、中国文明の最盛期を迎えていた。南宋時代は経済が繁栄し、紡績、印刷、酒の醸造、製紙業、対外貿易などが発達し、首都の政府機構が南へ移動するとともに、北方から人口も大量移動した。臨安（杭州）は政治、文化、経済の高度な発展の中心となった。同時に政治と社会の腐敗、人の欲望が拡張し、精神文化面の崩壊の危機感が高まっていた。そうした中で、精神洗浄の必要性を主張する勢力の間で摩擦が深刻化した。茶文化と禅文化もこの時代に急速にかつ高度に発展した。

(2) 宋代の点茶法

北宋から南宋時代にかけての中国の茶文化の特徴は、点茶法の流行にある。点茶法とは、後に日本茶道（茶の湯）へと発展した茶の飲み方で、末茶（粉末にした茶）を茶碗に入れ、湯を注ぎ、茶筅などでかきまぜる、という方法である。

なお日本では粉末にした茶を「抹茶」と言うが、中国では「末茶」と書く。中国語の「抹」には粉末という意味はなく、高橋忠彦氏によれば「抹茶」というのは日本語的表現だという。一方、日本では「末」の字が好まれなかったのか、日本の史料では早くから「抹茶」の文字がみえるという。

中国宋代における茶の形態はさまざまで、粉末にする以前の茶の形態をみると、団茶（片茶、固形茶）の場合と葉茶（散茶）の場合がある。また最初から末茶として粉末状で流通しているものもあった。

北宋時代に蔡襄の『茶録』や徽宗《きそう》皇帝（一〇八二～一一三五年）の『大観茶論』に記されたのは、団茶を使って末茶にする方法で、茶籠で保存した団茶を、①茶臼で砕き、②茶碾《ひ》きですり、③茶羅でふるって末茶とした。

一方、葉茶（散茶）の場合は、茶磨で挽くのが一般的で、瓢ですりつぶして末茶とすることもあった（この際、茶刷子で末茶を扱う）。そして南宋時代に栄西が日本へ伝えた点茶法は、団茶ではなく、葉茶を末茶にする方法であった。葉茶の末茶は、栄西が訪れた浙江省がある中国江南地方で広く使われていた方法である[4、5]。

（3）『喫茶養生記』に引用された文献と「喫茶」の語について

『喫茶養生記』は漢文で書かれており、再治本（一二一一年の初治本完成から三年後に作られた修正版）の長さは五〇〇〇字余りと短い。しかし、その記載の中には非常に多くの文献が引用されている。

茶の呼び名に関しては、『爾雅』[6]『広州記』[7]『南越志』[8]『茶経』[9]『魏王花木志』[10]。茶の形容に関しては、『爾雅』『桐君録』[11]『茶経』。茶の効能効果に関しては、『呉興記』[12]『宋録』[13]『広雅』[14]『博物志』[15]『神農食経』[16]『本草』[17]、華他『食論』[18]、壺居士『食志』[19]、『陶弘景新録』[20]『桐君録』、杜育「荈賦」[21]、張孟の「登成都楼詩[22]」、『本草拾遺[23]』『天台山記[24]』『白氏六帖』「茶部[25]」、『白氏文集』「詩[26]」、白氏「首夏[27]」、観孝の文を引用[28]、宋人の歌を引用。茶の採集時期に関しては、『茶経』『宋録』『唐史[29]』。茶の採集注意事項に関しては、『茶経』と、三十ヵ所以上の記載について引用した原典が明らかにされている。[30] ここからは栄西の学術に対する真摯な姿勢がうかがえる。

「喫茶」という語に関しては、まず『喫茶養生記』というタイトルの五文字に著者・栄西は特別な意味を含めていると筆者は推測する。中国語では固形食物を食する場合は咀嚼するから吃（喫）と表現する。吃飯（ご飯を食べる）、吃点心（お菓子を食べる）などのように使われる。液体は飲み込むから「飲」もしくはそれと同じ意味の「喝」で表現する。喝（飲む）、喝酒（酒を飲む）、喝水（水を飲む）、喝茶（茶を飲む）などである。このように食べると飲むで、動詞を明確に使い分けている。「喫茶」の文字上は茶を咀嚼して食べることを示すことになる。なぜこのような表記になったかについて、食の習慣上から推測してみる。

点茶法では茶を飲む。しかし、茶を飲むときに同時に菓子やつまみなどを食べる習慣がある。地方によりこの食べ物の種類が異なる。長江の南の地方では、果物、果実の種（ひまわりの種など）、ピーナッツ、クッキー、月餅など菓子類が多い。さらに南の広東・香港地域では饅頭や焼売や鶏・牛・豚肉のおかず類が多いが、喫茶とは呼ばずに「飲茶」と呼ぶ。また、地方によって茶葉を食物として食べる習慣もある。『本草綱目拾遺』〔一七六五年、趙学敏〔一七一九～一八〇五年〕編著〕、『広東新語』〔屈大均〔一六三〇～九六年〕の晩年作〕、『救荒本草』〔一四〇六年、朱橚《しゅしゅく》〔一三六一～一四二五年〕撰〕、

『野菜博録』（明、鮑山編、生没年不詳）で茶葉は味付けしておかずとして食べる記載がある。これは茶の若葉を使うという前提がついているため、茶の産地に限られることと考えられる。

また、寧波地区の地方語には一つの特徴がある。「喫」を「chio」と発音し、経口摂取動作（咀嚼は必要かどうか関係ない）をこの一文字で表現する。喫酒（酒を飲む）、喫煙（タバコを吸う）、喫菜（おかずを食べる）、喫飯（ご飯を食べる）、喫湯（スープを飲む）、喫茶（お茶を飲む）などのように使う。今でも地元では茶を飲むことを、菓子などを食べるかどうかにかかわらず、飲茶、喝茶ではなく「喫茶」と呼んでいる。

天台山から寧波までは一〇〇キロ以上の距離、太白山天童景徳寺から寧波までは三十数キロの距離である。交通機関が発達していない南宋時代に一〇〇キロ以上の距離を移動するのは簡単ではなかろう。このタイトルに使われた喫茶の文字には寧波の地方語の特徴が表れており、『喫茶養生記』の喫茶の由来は寧波地区の地方語の影響を受けた可能性があると推測する。栄西は寧波地区に近い太白山天童景徳寺で長い間、滞在、修行した。栄西が喫茶の二文字を使ったことの一つの裏付けになると言えよう。

（4）茶と薬

栄西は『喫茶養生記』で茶を薬として扱う考えを明確にしている。この文献のタイトルには、喫茶と並んで養生の文字も入っている。彼は、茶が薬、あるいは養生のための薬であることを明らかにしたいと考えていたと言えよう。

なお、茶が薬であるとする見解は栄西の独自のものではなく、南宋の林洪（一三世紀中頃の人、生没年不詳）の『山家清供』にも共通するもので、「茶即薬也、煎服則去滞而化食」（茶は薬である、煎じて飲むと消化不良が治る＝筆者意訳）と書かれている。[31]

茶は古くから飲まれており、中国最古の薬学書『神農本草経』にも記載がある。

宋の宮廷は専門家を揃えて大型方書（医書、史書）『太平聖恵方』（九九二年）を編纂し、その後、宋代後期の徽宗趙佶の『大観茶論』（一一〇七年）、明代の許次紓（一五四九～一六〇四年）編『茶疏』（一五九七年）などいろいろな文献に茶の効能効果が記載されている。陳蔵器（六八七頃～七五七年）の『本草拾遺』（七四一年あるいは七三九年）には「茶為各病之薬、茶為万病之薬」とあり、ほかに効能として記されているところは、眠気解消、心神安定、消化補助、解毒（『神農本草経』）、心肺清涼（『茶疏』）、明目（視力を良くすること）、解熱（『本草綱目』）、酔い醒まし、利水（利尿）、通便、消渇（糖尿）、油脂分解（『茶説』）などさまざまである。[32]そして現在も茶の有効性について研究が進められている。

茶葉は薬理上で言えば中枢神経系、循環系、平滑筋および横紋筋、利尿、抗菌、収斂に対する作用がある。薬効と主治においては、頭と目を清める、痰を解消する、利尿する、解毒するといった効能がある。また頭痛、めまい、多眠症、不安による口の渇き、胸やけ、マラリア、下痢を治す。臨床報告では、急性および慢性細菌性下痢の治療、アメーバ赤痢の治療、急性胃腸炎の治療、急性および慢性腸炎の治療、小児の中毒性消化不良の治療、腸チフスの治療、急性伝染性肝炎の治療、羊水過多症の治療、歯の象牙質知覚過敏症の治療などの記録がある。(33)

（5）『喫茶養生記』の概要

栄西は養生効果を推奨するため、将軍・源実朝に茶を飲むように勧めたと言われるが、その裏付けとしては個人的な体験だけではなく、歴史的な文献の記載や当時認知されていた豊富な用例などがあった。それらをすべてまとめて作成したのが『喫茶養生記』である。

栄西は鎌倉初期の一二一一年、七〇歳の時に『喫茶養生記』（初治本）を漢文で著したが、それを基に三年後に校正を加え（再治本）、これを源実朝に献じた、と『吾妻鏡』は伝えている。

『喫茶養生記』の序文は「茶者養生之仙薬也、延齢之妙術也」（茶は養生の仙薬であり、神妙な長寿の術である）という書き出しで始まっている。それに続く内容は、上巻は五臓の調和を図るために、まず密教の規則に則り加持で内なる治療を行い、さらに五臓のうち最上位の心臓は茶の持つ苦味を好むので、茶を頻繁に飲んで外からの治療を加えれば、気力は旺盛となると説く。

下巻では、飲み水病（喉の渇く糖尿病か）、中風（半身不随）、不食病（食物を受け付けない病）、できもの、脚気の五種の病状を挙げ、それらはみな桑によって治すことができる。また茶は熱湯で服用し、濃い茶が美味しく、お供えに茶はなくてはならない。諸薬は一つ一つの病に効くものだが、茶はすべての病に効く万能薬であり、桑とともに最高の仙薬として、これを飲むことが養生の妙術となる。これらのことはみな、中国留学中に得た知識に基づいていて根拠があるのだと述べている。[34]

（6）栄西が『喫茶養生記』を著した背景

『喫茶養生記』の特徴の一つは、タイトルに「養生」という言葉を使っていることである。この言葉は、中国道学の元祖の一人である荘子が『荘子』「養生主」を書いたことによって世間で広く使われるようになった。養生の由来についてはこのほか、坂出祥伸編『中国古代養生思想の総合的研究』（平河出版社、一九八八年）所収の坂出祥伸「隋唐時代における服丹と内観と内丹」、赤堀昭「寒食散と養生」、田中文雄「『五輪九字秘釈』と養生思想」、また横山俊夫編『貝原益軒―天地和楽の文明学』（平凡社、一九九五年）に所収の麦谷邦夫「中国養生文化の伝統と益軒」などの論文が解説している。

養生はまた、仙人術を構成する一部としても位置付けられるが、仙人術は道学の基本構成要素である。栄西は比叡山で天台宗を学び、入宋して臨済禅を学んだ仏教徒であるが、『喫茶養生記』では、仏教というよりも道学の説、概念、作法を取り入れ、その冒頭に「茶は養生の仙薬なり、延齢の妙術なり」と書いているのである。

その理由について、浙江工商大学の江静、呉玲氏は仏教と道学文化の影響関係を考慮し、道・仏の融合現象が明らかだと言う。しかも栄西は修行先で茶と養生の基本理念を学んでいるので、この融合現象は当時中国の仏教寺院と社会に存在していたものであろう。

また岩間眞知子氏は、『喫茶養生記』にみる道学の影響と天台宗の関係を通して、栄西の宗教活動の基底は天台密教であったと指摘している。栄西は鎌倉時代に臨済宗の禅を日本に伝えたが、同時に天台密教も学んでおり、平安時代に最澄の興した日本の天台密教の復興を願っていたと考えられると言う。天台教学、真言密教、禅法、戒律、すなわち円、密、禅、戒四宗相承という最澄の仏法の復興大事業を達成するために、茶は事実上欠かすことができない存在となったのである。[35]

(7)『喫茶養生記』と養生文化

『喫茶養生記』の上巻中では、五臓（肝、肺、心、脾、腎）、五味（酸、辛、苦、甘、鹹）、五行（木、火、土、金、水）、五方位（東、南、西、北、中）、五色（青、白、赤、黄、黒）、四季（春、秋、夏、冬）、五仏（薬師仏、虚空蔵、観音、釈迦牟尼、大日如来）の間の関係、未病・已病を治療するための食べ物と味の選択方法、五つの手印（仏教の両手の指を組み合わせて表現した印）の結び方、五つの真言（梵語 mantra の訳語、密教で真理を表す）の特定、内臓の主従関係などについて詳細かつ丁寧に記載している。[36]

「五」という数字が集中しているが、中国で最も古い医学書『黄帝内経』が、それら五臓、五味、五方位、五色と四季の変化の因果関係、それに対する対応方法を解説している。すなわち五行説であるが、この文献に含まれる陰陽五行説の源流になるのが『易経』である。『喫茶養生記』の特徴は、この『易経』に基づく道学、養生学、医学の基本的哲学観に加えて、仏教、密教に特有の教則に含まれている五仏、五つの手印、五つの真言の加持（衆生に加護を与える）方法は養生に効果がある、と言っていることである。

つまり、栄西は『喫茶養生記』において、道、仏、医、薬が養生という大前提のもとで融合するという観念を打ち出したのである。この融合観念は表面的なものではなく、当時の社会現象の底流にまで関わる観点である。言い方をかえれば、道、仏、医、薬の範疇、門戸、流派に関係なく養生の視点で考え始めるところに、養生の概念とその技法の存在意義があるということになる。

栄西は日本仏法中興の代表格として尽力した。同時に、栄西は留学先の中国から日本へ茶種、茶の栽培法、茶の加工法、茶の使い方、茶の養生効果などを伝え、日本の土壌に茶文化を根付かせ、大きく発展させた。のちに茶道の成立によって、茶文化は日本において欠かせない存在となったことは栄西の功績と言っても過言ではない。

のちに茶の湯へと発展する点茶法の茶を栄西が日本へもたらしたことから、従来の茶文化研究では、茶は仏教の中でも特に禅宗との関係において注目されてきた。しかし現在は『喫茶養生記』の内容そのものの考察から、養生の概念が使われている点が注目され、茶と道学の関係が改めて見直されている。(37、38)

（1）　丹波康頼撰、槇佐知子・全訳精解『医心方』三〇巻（全三三冊）、筑摩書房、一九九三〜二〇一二年。小曽戸洋『漢方医人列伝「丹波康頼」』(http://www.kampo-s.jp/conf_medical.html) などによる。

(2) 丹波康頼撰、槇佐知子・全訳精解『医心方』巻二七「養生篇」、筑摩書房、一九九三年。
(3) 小曽戸洋『漢方医人列伝「丹波康頼」』(http://www.kampo-s.jp/conf_medical.html)
(4) 岩間眞知子『茶の医薬史—中国と日本』思文閣出版、二〇〇九年。
(5) 高橋忠彦「中国茶史における『喫茶養生記』の意義」『東京学芸大学紀要・第二部門人文科学』第45集、一九九四年。
(6) 中国最古の辞典。儒教では周公旦作説があるが、春秋戦国時代以降に行われた古典の語義解釈を漢初の学者が整理補充したものと考えられている。
(7) 東晋・裴淵の著。
(8) 宋・沈懐遠撰。
(9) 唐・陸羽の著。
(10) 北魏・元欣撰。
(11) 不詳、仙人の伝説がある。
(12) 南宋・山謙之の撰。
(13) 南朝劉宋時期『宋版書叙録』の略称。
(14) 魏・張揖の著。
(15) 西晋・張華の撰。
(16) 不詳。
(17) 神農本草、不詳。
(18) 後漢・華佗の字の誤りか。
(19) 前漢・壺居士『食忌』の誤り。
(20) 南朝梁・陶弘景の『雑録』同様内容。
(21) 晋・杜育の賦。

(22) 晋・張載、字孟陽、太康六年（二八五）自洛陽赴四川成都探望父親、写『登成都白菟楼』。「前略、芳茶冠六清、溢味播九区。人生苟安楽、玆土聊可娯」

(23) 唐・陳蔵器の著。

(24) 唐・徐霊府の著、「松花仙葯、可給朝食、石茗香泉、堪充暮飲」

(25) 唐・白居易の撰。

(26) 唐・白居易の詩文撰。

(27) 唐・白居易の詩。

(28) 観孝子文云。孝子唯供親。言為令父母無病長寿也。

(29) 蔡東藩『中華史』中の「唐史」。

(30) 古田紹欽『栄西　喫茶養生記』講談社、二〇〇〇年。

(31) 高橋忠彦「宋代の点茶文化をめぐって」『茶道学大系七　東洋の茶』淡交社、二〇〇〇年。

(32) 岩間眞知子『茶の医薬史―中国と日本』思文閣出版、二〇〇九年。

(33) 中国・江蘇新医学院編纂『中薬大辞典』小学館、一九九一年。

(34) 岩間眞知子『茶の医薬史―中国と日本』思文閣出版、二〇〇九年。

(35) 岩間眞知子『茶の医薬史―中国と日本』思文閣出版、二〇〇九年。

(36) 古田紹欽『栄西喫茶養生記』講談社学術文庫、二〇〇〇年。

(37) 岩間眞知子『茶の医薬史』、思文閣出版、二〇〇九年。

(38) 高橋忠彦「中国茶史における『喫茶養生記』の意義」『東京学芸大学紀要・第二部門人文科学』第45集、一九九四年。

第三章　『養生訓』の登場と貝原益軒

第一節　著者・貝原益軒の学問

日々の生活のなかで、自然と調和しながら、病気やトラブルのない、健康な身体作りと長寿を目指すことは人間生活の基本課題であり、今でも「養生文化」という言葉でその理想が言い表されている事実に変わりはない。

わが国で「養生文化」を広めた代表的人物として知られる貝原益軒は、江戸時代初頭の寛永七（一六三〇）年、筑前（福岡県）黒田藩の下級武士の家に生まれた。先祖は岡山・吉備津神社の神官で、祖父の代から黒田家に仕え、父・貝原利貞は黒田侯の祐筆《ゆうひつ》（文書などを執筆する書記役）として伺候していて、益軒はその五番目の子であった。一九歳のときに御納戸方（茶坊主）として藩侯に仕えたが、長続きしなかったという。明暦元（一六五五）年と二年に計三度、長崎に留学し、次いで在府中の父の手伝いのため一年半ほど江戸住まいをし、藩の大老や重臣の知己を得たようだが、このときの長崎・江戸での体験は、若き益軒にとって大きな刺激になったのは確かである。

益軒は若い頃から父の指導で医書を読み、本草（薬性植物）についての勉強を続けていたのだが、二六歳のときに柔斎と号し、当時の医者の風習に習い、剃髪をした。富士川游によれば、「儒医一本（儒学と医学は一つのもの）」の思想はこの時すでに益軒の心に兆していたという。

二七歳になったときに新藩主のもとに出仕することになり、その翌年、それまで待望していた京都遊学の命を受けることができた。そして三五歳のときまで京都において儒学、医学の勉強をつづけたのだが、この間、多くの学者たちの教えを受けることができたのは大きな収穫だったに違いない。

儒学では松永尺五《せきご》、山崎闇斎、木下順庵ら、当時すでに著名な学者の名が挙げられる。益軒は朱子学からスタートしたものの、しだいに伊藤仁斎の古学に傾いていったようだ。理気二元論を核として思弁的な傾向が強い朱子学に対して、古代聖賢本来の儒家思想に立ち返ろうとする古学が益軒の関心を引いたのだろう。後に幕府の正学となっていく朱子学のもつ権力との親和性に対して疑問をいだくようになったのかもしれない。ついには「格物致知」「知行合一」を説く陽明学の観点から、朱子学を体系的に批判した晩年の著作『大疑録』を書き終えることになる。

医者としての益軒はどうだったのだろうか。当時、向井元升という名だたる医者がおり、後水尾上皇に対する治療の効果により朝廷の信任厚く、第一の良医として評判が高かったのだが、その元升から多くを学んだという。益軒は元升より二一歳年下ではあったが、その死後に益軒は彼の墓碑銘を書いている。

寛文四（一六六四）年、三五歳になった益軒は福岡黒田藩に戻った。そこで藩士として正式な待遇を与えられ、三九歳のときには再び髪を伸ばし、藩主より久兵衛（祖父の通称）の名を賜った。このときから損軒と号したが、のちに益軒と改める。秋月藩士の娘と結婚するが（東軒夫人）、親子ほどの年の差がありながら、内助の功少なくない賢妻であったという。

正式に黒田藩に仕え始めた益軒は、その後、藩政務への参与や藩主・重臣らへの講義で多忙を極める日々が長く続くことになる。やがて五〇歳を越えた頃から著作をまとめる作業への思いが嵩じてきたのだろう、『黒田家譜』や『筑前国続風土記』を初めとする大部の書物の出版に意欲的に取り組み出していく。

元禄一三(一七〇〇)年に七一歳になってようやく藩の役目を退き、隠居となると、益軒の著作活動にはさらに拍車がかかり、じつに幅広い分野にわたって著作の整理を完成させ、出版の仕事を精力的に続け、そうした状態は没年まで続いた。生涯に仕上げられた著作の総数は六〇部二七〇巻余に及ぶが、大部分は七二歳から八五歳までに手掛けられたものである。

主なものをあげれば、『和歌紀聞』『五倫訓』『大和俗訓』『和俗童子訓』『養生訓』『慎思録』『大疑録』などであるが、とりわけ目をひくのが本草書として名高い『大和本草』全一六巻である。当時すでに世界的に貴重な文献として知られていた、中国・明代の李時珍の『本草綱目』や他書からの引用に日本固有種を加え、約一三〇〇種の自然物を独自の方法で配列した大著である。

そして、亡くなる前年に成った『養生訓』こそ、まさしく益軒の代表作と言えるものであるが、これについては次章以降で詳しく内容を検討し、考察を深めることにしよう。

第二節 『養生訓』の文化背景

貝原益軒自身の体質は生まれつき虚弱だったようである。日記の中には、激しい咳の出る病気にかかったことが書かれていて、かなりの難病だったことがうかがえる。また、江戸藩邸にいたころ淋病（性病）にかかったこともあったが、このときは向井元升の処方で落ち着いたという。また、江戸から京都に移ってからは下痢や喘息の発作に継続して悩まされ、このとき受けた鍼灸の治療は、晩年まで続いている。

加えて、三八歳のときに結婚した妻・東軒夫人も生来病弱だったようで、益軒自身が、夫人の病気の治療をするために漢方薬を処方し、用いていたという。これは彼が七八歳から八四歳の間に処方した薬のカルテ（貝原家所蔵）に詳細に記録されている事実から解明されたことである。

前節で述べたように、益軒は広い分野にわたって学問の研鑽を続けてきたが、実は早いうちから、養生論の源流にある中国の養生文化について関心をいだき、また養生文化から派生した漢方医学も学び、実践を重ねてきた。そして、自らの体験を含めた医療的経験を基礎にすえて、「養生」に関わるいくつかの基本的洞察を明らかにした。すなわち、養生は病後の手当てだけではなく、病気の予防にも役に立つ。養生には、体質的に生まれつき弱い人でも元気で生きていく補助効果がある。養生は病気治療のためには欠かせないものである。養生は長寿につながる、等々。

このようにして、人間の本性を見極めたうえで、健康と長寿をめざす独創的な養生の価値観と方法を見出したのだが、彼はそれを自分だけで把握し受益するのではなく、同時代の人々と共有すべきであると考えた。そして、生涯を閉じる前年、八四歳のときに完成させたのが、まさしく『養生訓』であった。

益軒は読書の記録を丹念にとっていたが、その記録メモを、彼が五三歳のときに、弟子の竹田定直が整理して、『頤生輯要《いせいしゅうよう》』（別名『養生論』）なる冊子にまとめた。その序文にこの旨を益軒は漢文で書いている。趣旨は以下のとおり。

「養生の方法の要は順天道、節欲である。篤信（益軒の名）自身、体質は弱い。もしかしたら早死にするかもしれない。だから若いときから衛生の方法に関心があった。本を読むとき、古人に養生の話があればメモをとる。その道義と合わないものであれば採用しない。月日が経ち、加算してみると、数百条になった」（原文は『益軒全集』より。筆者意訳）

これまで『養生訓』に関する研究・解説は数多く出されているが、その中の、『養生訓』はこの『頤生輯要』を底本にして彼が和文に訳したものだという説に注意したい。独創的な見解ではあるが、しかし筆者は、『養生訓』は単なる和訳ではなく、益軒の新しい著作であると考える。両書の内容由来に共有部分があることは確かだが、むしろ違いのほうが大きいこと、そして『養生訓』には、著者自身が実施し、体験した事実、感想、識見が数多く込められていることに注目すべきであろう。

この日本の養生文化の代表作である『養生訓』の特徴を概括してみれば、以下のようにまとめられるであろう。

一、儒学の土壌で成長してきたが、仏教や道学の要素を取り入れ、学術的に応用価値のあるものを広範囲に参照している。

二、目的は世間一般大衆への普及であり、和文で、多くの人が読めるような文章と表現方法を工夫した。

三、養生文化の五つの要素（思、行、食、住、衣＝次章以降で詳しく論ずる）を全面的に収め、紹介した。養生文化の五要素の由来は、中国の道、仏、儒の文化土壌で生まれたもので、自然を尊重し、自然の法則を理解し、それに従いながら生命力を増強し、保護するための効果的方法を追求している。同時に生命体に対する損傷的・脅威的な要素を回避、抵抗、排除する能力を向上させ、かくして各人の元気・健康を保ち、長寿の目的を実現させるべく、徐々に成長、成熟してきた文化体系である。

『養生訓』全八巻ができあがったのは、益軒が亡くなる前年、つまり正徳三（一七一三）年のことである。全八巻は、第一・二巻「総論」、第三・四巻「飲食」、第五巻「五官」、第六巻「慎《シム》レ病《ヲ》」、第七巻「用薬」、第八巻「養老」という構成である。この目次構成をみれば、この書には身体と精神の状態をたくみに組み合わせた人間としての健康、つまり養生への道が示されていることがわかり、養生という健康法についての指南書、一般向けの生活心得の書であることが容易に理解されたのであろう。発売直後から多くの愛読者を得ることになった。それだけでなく、刊行されてから一八六四年までの一五〇年間に一〇回以上も再板された。これは数ある江戸時代の出版物のなかで、まぎれもなく第一位を誇るロングセラーであった。日本でこれまでに書かれた養生関連の書の中でも飛びぬけた書であることは間違いなさそうである。さらに付け加えれば、この特徴は、現代社会の活字出版の世界においても引き継がれているのである。

上述したように、『養生訓』に記載された養生思想は漢籍、つまり中国の養生古典文献に由来するものが多い。しかし、これらの具体的出典とその受容の詳細については、今までほとんどわかっていなかった。筆者は、日本ならびに中国、台湾で存在が確認された中国養生古典文献を可能なかぎり調査して内容を確認し、益軒がそれらをどれほど読み込んで吸収していたかを明らかにすることができたと思う。第四章以降に紹介するのはその成果の一端である。

第四章　「思」の視点から読む『養生訓』

第一節　『養生訓』を読む五つの視点

養生文化をその由来にまで遡ると、その文化が長い年月をかけて蓄積され、範疇を徐々に広げてきたことがわかる。すでに述べたように、貝原益軒の『養生訓』は、そうした中国古来の養生文化の基本と特徴を理解したうえで、当時の庶民のために書き下ろされたものである。この章から第八章までは、そこに展開されている記述と思想を具体的に解読・検討してみることにしたい。

なお、解読・引用にあたっては伊藤友信による『養生訓　全現代語訳』（講談社学術文庫、一九八二年）をテキストとした。伊藤は「正徳三癸巳年正月吉日、永田調兵衛版行本」と「文化九年壬申夏五月、多田勘兵衛製本本」を底本としており、便宜上本文の意味のまとまりごとに番号を付して区切り、小見出しも添えている。底本は全八巻で構成されているが、二巻ごとにまとめて四分冊となっている。

各巻の主題はそれぞれ「総論上」「総論下」「飲食上」「飲食下」「五官」「慎《シム》レ病ヲ」「用薬」「養老」となっており、番号を付された項目数は巻第一から順番に四〇、六八、七四、七〇、五二、五八、六〇、五四、合計で四七六項目を立てている。

本書では、伊藤による項目の区切りを踏襲し、全四七六項目を説かれているテーマによって五つに分類することによって『養生訓』全体の思想の柱が見えてくるように工夫をした。分類の一覧については巻末の表を参照されたい。

その分類とは「思・行・食・住・衣」の五つである。まず「思」を最初の柱としたのは、「思」は心、意思であり、人間が生きていくうえでそれに続く四つの具体的現れを支配する基となっていると考えるからである。『易経』「大壮」に「心之所至、志亦至焉。志之所至、气亦至焉。气之所至、行亦至焉」という文章があり、後の人々も「心有所思、行也随之」（心に考えがあれば、行動もそれに随う）と解釈して心に思うことを重要視していた。

そして次に「行」。「思」を抱いたときには行動に移さなければ意味がない。益軒は行為によって養生の効果を上げることを強調している。「食」も広い意味で「行」の一部を成すが、生存の必須条件であるため、益軒はその重要性を認識し、巻の構成でも上・下を割いている。さらに「住」は環境や季節に応じて工夫を要する側面、「衣」はやはり環境に応じる側面に加えて社会生活の側面からも重要度が高いと考えられる。

さて、五つの柱を立てた分類に含まれる要素は次のようなものである。

「思」——思考力、心の働き（文化、教養、価値観、哲学、信仰、音楽芸術＝メロディー・リズム、美術＝色彩・形状、匂い、意欲などに関連する。五感＝視覚・聴覚・触覚・嗅覚・味覚、七情＝喜・怒・憂・思・悲・恐・驚、人間の主観、客観とその相互に影響する要素などを含む）。

「行」——行動、行為、動作と静止を含む身体の日常的な動き（呼吸、睡眠、仕事、休息、気功、運動、旅行、散歩、喧嘩、恋愛、性交、演奏、研究、学習、運転など）。

「食」——飲食物（飲料、食品、嗜好品、薬品など、口だけでなく皮膚、鼻、さらに注射などを通じて体内に取り入れるすべての物質およびその摂取方法が範疇となる）。

「住」——①空間的な生活、生存に関わる環境。狭義には、人工的作成物、その材料と構造、方位、位置。広義には自然環境、土、水、空気。また、晴れ、曇り、風、雨、雪、霜などの自然条件とその変化（風水＝環境と人間の適合度合いを含む）。②時間、季節、昼夜など。

「衣」——身に着けるもの。色、材質、形状、用途、機能を含む。

以上の分類基準は、日本現存最古の医書である『医心方』巻二七養生篇に記載のある、中国伝統医薬学の「道法自然」つまり人間の存在は自然現象であり、自然の影響を受けており、自然の力を正しく認識して、自然と共存する方法の追求を正道とする基本理念に基づく「陰陽共存、相生相克」のバランス理論の学術見識に基づいている。

本書では、この分類基準に基づき、『養生訓』の具体的記述と中国の養生文化の関係を論じるが、まず本章では、「思」について考察する。『養生訓』全四七六項目をこの五つの柱によって選り分けてみると、「思」に分類されるものは二二八項目であった。これは五つの柱のうち最多数となる。そのうち、①『養生訓』原文に引用漢籍の著者、書名、内容を明記しているケースは一五九項目、②筆者が原文の内容により参照漢籍を推定できるケースは五六項目、③益軒五三歳のときに漢籍から医学や健康に関する文を抜き書きした漢文の『頤生輯要』が参照漢籍の手がかりとなるケースは四項目、④

引用文献が特定不能のケースは九項目あった。

「思」という文字の意味は、『説文解字』に「容《ふか》きなり」とあり、白川静『字通』は「深く思慮することをいう字である」としている。「心」に従うという文字であることは精神活動についての文字であることに間違いないが、養生文化においてその対象となるのは、人間の身体あるいはそれに喩えられる生物の営みや社会などの事象である。以下、本章での考察により、『養生訓』において最も言及が多い「思」の要素が、益軒の養生思想において高い重要性を持っている事実を示すとともに、その背景となった中国の養生文化の歴史において、「思」が重要視され、養生の精神の枠となる主題として考えられてきたことが確認できる。

第二節　養生文化の思想史的背景

「養生」とは何かについて、巻末表に示した全四七六項目のうちの第64項目（巻第二の24）では『荘子』の「養生主」篇から引いて示している。まず『養生訓』の原文から見てみよう。

巻第二の24「荘子のたとえ」

養生の術、荘子《そうし》が所謂庖丁《いわゆるほうちょう》が牛をときしが如くなるべし。牛の骨節《こっせつ》のつがひは間《ひま》あり。刀の刃《やいば》はうすし。うすき刃をもつて、ひろき骨節の間に入れば、刃のはたらくに余地《よち》ありてさはらず。こゝを以て十九年牛をときしに、刃新《あらた》にときたてたるが如しとなん。人の世にをる、心ゆたけくして物とあらそはず、理に随ひて行なへば、世にさはりなくして天地ひろし。かくのごとくなる人は命長し。

養生の術は、荘子が言うところの庖丁（料理人の丁）が牛を解体した話に似ていると言うのである。牛の骨の関節には広い隙間がある。その隙間へ刀のうすい刃を入れると、ゆとりがあって骨に触れることがない。それによって、一九年間牛を解体しても、刃はいま砥いだばかりのようだったという。世間においても、心豊かに、争わず、理にしたがった行いをすれば、天地は広く感じられる。そして、こうした人は長生きする、と説くのである。

益軒が参照している『荘子』における牛解体の挿話を読み下しにすれば次のようになっている。

庖丁、文恵君のために牛を解けり。手の触るる所、肩の倚《よ》る所、足の履《ふ》む所、膝の踦《た》つる所、砉然《かくぜん》たり、嚮然《きょうぜん》たり。刀を奏《すす》むること騞然《かくぜん》として音に中《あた》らざること莫く、桑林の舞に合《かな》い、乃ち経首の会に中る。

文恵君曰わく、「譆《ああ》、善い哉。技も蓋し、此に至るか」と。庖丁は刀を釈《す》てて対《こた》えて曰わく、「臣の好むところのものは道なり。技を進《こ》えたり。（中略）良庖は歳ごとに刀を更《か》う。割けばなり。族庖は月ごとに刀を更う。折ればなり。今臣の刀は十九年なり。解くところは数千牛なり。而《しか》も刀刃は新たに硎《といし》より発せしが若《ごと》し。彼の節なる者には間《すきま》有りて、刀刃なる者には厚みなし。厚み無きものを以て間有るところに入るれば、恢恢乎として其の刃を遊ばすに必ず余地あり。是《こ》れを以て十九年にして、刀刃新たに硎より発せしが若し（中略）。」文恵君曰わく、「善い哉。吾れ庖丁の言を聞きて、生を養うを得たり」と。[1]

庖丁のまるで音楽に合わせて踊っているかのような牛の解体の技を讃える文恵君（魏の恵王）に答えて、庖丁は「これは技術ではなく〈道〉だ」と答えている。続けて、「腕の良い料理人は刀を一年で取り替える。腕の落ちる料理人は月ごとに替える。しかし私の刀が一九年もの間数千頭の牛を解体してきたのに砥ぎたてのようであるのは、牛の関節には隙間があり、刀は薄い。薄い刀が隙間に入ると余裕があって自由に動くことができる。（その自然の原理を利用するから）刀が長持ちするのだ」と答える。文恵君はこれを聞いて「これで私は自分の人生を全うする原理を会得した」と改めて賞賛するのである。

牛の解体に使われた庖丁の刃が十数年も牛を解体してきたのに、今砥いだように鋭かったというのは何を示しているだろうか。これは直接的には道具を適切に使うことができればその道具はいつまでも損傷されることがなく有用である、という意味だが、同時に人間が（庖丁が牛の肉と骨にある隙間をうまく利用するようにして）自然の理（養生の原理）にかなった行為をすれば、人間にとっても（刀が肉と骨の間を自由に動くように）自分の身体を損傷することなく天命を全うできるということの比喩である。

すでに『荘子』において、料理人における「理にかなった行為」は養生と類比的に捉えられているのである。一方、文恵君は「自分の人生を全うする原理を会得した」と賞賛するのだが、それ以外の要素には答えていない。

また、生まれ持った天命を損なわずに全うできるかどうかについては、別のところでも刀との関係で『養生訓』は語っている。そして、その淵源を探してみると、次のようなものが見つかる。

〈参照漢籍〉

『景岳全書』「先天後天論」 先天之強者不可恃、恃則並失其強矣。後天之弱者常知慎、慎則人能勝天矣。

『養性延命録《ようせいえんめいろく》』 人生而命有長短者、非自然也。皆由将身不謹、飲食過差、淫佚無度、忤逆陰陽、魂神不守、精竭命衰、百病萌生、故不終其寿。

天寿に関しては、第6項目（巻第一の6）でも次のように述べている。

巻第一の6「天寿と養生の術」

凡《すべて》の人、生れ付《つき》たる天年はおほくは長し。天年をみじかく生れ付《つき》たる人はまれなり。生れ付《つき》て元気さかんにして、身つよき人も、養生の術をしらず、朝夕元気をそこなひ、日夜精力をへらせば、生れ付《つき》たる其《その》年をたもたずして、早世する人、世に多し。又、天性は甚《はなはだ》虚弱にして多病なれど、多病なる故に、つつしみおそれて保養すれば、かへつて長生する人、是《これ》又、世にあり。此二つは、世間眼前に多く見る所なれば、うたがふべからず。慾を恣《ほしいまま》にして身をうしなふは、たとへば刀《かたな》を以て自害するに同じ。早きとおそきとのかはりはあれど、身を害する事は同じ。

要するに、すべての人間の生まれつきの寿命は、多くの場合は長命で、天性短命という人は稀である。だが、身体強健な人でも、無理をして精力を浪費すれば早世することが多い。反対に、生来虚弱で多病な人でも、養生の術をまもって保養すればかえって長生きする。欲にとりつかれて身を保たないのは、刀をもって自殺するようなもので、不摂生と自殺とは死期の早い遅いの違いはあるが、身を害する点では同様であろう、という意味のことを述べている。

ここで、当時の戦国時代の社会事情を考慮に入れて考えると、『荘子』（前三六九〜前二八六年）には国家に関する政治理念の提言の意図が窺え、先に掲げた第64項目（巻第二の24）は単に人間身体の養生の比喩だけではない要素を含んでいる。

どういうことか。つまり、損傷されやすい道具や身体は養生の思想によって損傷を回避できる。そして、この養生の原理を使えば、国家・政権の寿命も長く維持することができる、と荘子は暗示的に王者文恵君に語っているのである。

そうした、国家の存続と戦いの関係について述べた漢籍は他にもある。『養生訓』巻第一の6が参考にしていると見られる北宋・邵雍《しょうよう》（一〇一一～七七年）の『皇極経世書』「観物外篇」である。

人之精神、貴蔵而用之、苟炫於外、鮮有不敗者。如利刃、物来則剸之、若恃刃之利而求割乎物、則刃与物倶傷矣。

人の意欲、能力は大切に隠して使うべきである。派手に人に見せつけると失敗しない人はいない。鋭い刃は物を傷つけることができるが、同時に刃も傷つく、というような意味になる。これも「戦いも同じく、戦えば両方が傷つく。養生の思想によって国家が傷つかないように管理、経営するべきである」ということを暗示している。

さて、先ほどの『荘子』には国家統治に関する政治理念の提言の意図が窺えることに関連して、養生の思想が関わっているのは、単に人間の健康状態の管理だけではなく、国家・社会の経営に関わる「健康な状態」についての観念、すなわち政治的な意味の存在が指摘できる。これは巻第一の16にも明らかである。個人の健康・寿命、生き方だけでなく国家、政権、政治、戦争、健康、医療などは養生の思想によって包括的に捉えることができるのである。つまり、問題が発生してから対応するより、発生しない予備段階、または初期段階で早期解決することが正道かつ自然であり、リスクが少ないとする独特の観点である。

巻第一の16「養生の道を守る」

古の君子は、礼楽《れいがく》をこのんで行なひ、射御《しやぎよ》を学び、力を労動し、詠歌舞踏《ぶとう》して血脈を養ひ、嗜《し》欲《よく》を節にし心気を定め、外邪を慎しみ防《ふせぎ》て、かくのごとくつねに行なへば、鍼灸《しんきゆう》薬を用《もちい》ずして病なし。是《これ》君子の行ふ処、本《もと》をつとむるの法、上策なり。病多きは、皆養生の術なきよりおこる。病おこりて薬を服し、いたき鍼《はり》、あつき灸《きゆう》をして、父母よりうけし遺体《ゆいたい》にきずつけ、火をつけて、熱痛をこらえて身をせめ病を療《いや》すは、甚《はなはだ》末の事、下策なり。たとへば国を《を》さむるに、徳を以《もつて》すれば民おのづから服して乱おこらず、攻め打《うつ》事を用ひず。又保養を用ひずして、只《ただ》薬と針《しん》灸《きゆう》を用ひて病をせむるは、たとへば国を治むるに徳を用ひず、下を治むる道なく、臣民うらみそむきて、乱をおこすをしづめんとて、兵を用ひてたたかふが如し。百たび戦つて百たびかつとも、たつとぶにたらず。養生をよくせずして、薬と針灸とを頼んで病を治するも、又かくの如し。

君子は、礼節と音楽を好んで行い、弓と乗馬とを学び、労働し、歌を詠み舞踏し、嗜欲をおさえて心気を安定させ、外邪を予防した、というのである。これこそ君子の実行している養生の根本であって、国を治めるのにも徳をもってすれば民も心服して乱は起こらず、討伐の必要もない。ところが、保養をせずに薬や鍼・灸にたよるのは、徳を用いずに力をもって政治をするようなもので、民が乱を起こすと、それを鎮圧するために軍隊を使うことになる。それで勝っても尊敬に価しない。

〈参照漢籍〉

『周礼《しゅらい》』「保氏」 養国子以道。

『千金要方』 医有三品、上医医国、中医医人、下医医病。

『千金要方』「養性序」 百行周備、雖絶薬餌、足以暇年、徳行不克、縦服玉液金丹未能延寿。

『国語』「晋語八」 上医医国、其次疾人。

『黄帝内経《こうていだいけい》』「素問」 上以治民、下以治身、使百姓無病。

『鬱離子』 大徳勝小徳、小徳勝無徳、大徳勝大力、小備敵大力。力生敵、徳生力。力生於備、天下無敵、故力勝者、一時者也、徳愈久而愈勝者。

『論語』「為政篇」 為政以徳、譬如北辰、居其所而衆星拱之。

『孫子兵法』「謀攻篇」 是故百戦百勝、非善之善者也。不戦而屈人之兵、善之善者也。

養生に対して薬と鍼・灸、徳による政治に対して力で抑圧する政治、こうした対比で捉える視点が養生の思想には見られる。

こうした人間の身体状態と国家・社会の経営の類比はすでに中国の儒教教典『周礼』（戦国時代以降成立）に出てきている。左丘明（前五〇二頃～前四二二年頃）、孫思邈（五八一～六八二年）らによっても同様に、一流の医者は国家を治療するとの観念が語られている。さらにこうした観念は『黄帝内経』や『孫子兵法』でも触れられている。

これらはみな国家・社会を人間の身体との類比で認識し、両者を「養生」の観点によっても語ることができると示している。身体は病気にかかってから治そうとするより、病気にならないための予防のほうが理にかなっている。国家も同じことである。この「損傷回避、予防、発生阻止の工夫が最も重要である」という価値観は、中国古代の政治思想と養生文化で一致しているのである。『孫子兵法』では、さらに「戦わずして兵を屈することが善の善である」としているように、中国では古来、国家の安定や戦争回避、あるいは人間の身体を健康・元気に保とうとする行為は、人為的で管理的な意図のもとに行われるべきではなく、あくまでも自然の法則を尊重する態度によって行われるべきであり、それによって生命は生き生きと活動でき、国家は安定し、寿命を長く保てる、という考え方が認められるが、こういった道家思想の影響がここにも強く看取される。

また、養生の真髄はどこに存在するか、という益軒の問題意識は、『荘子』の理解に深く影響されている。『荘子』には、先に紹介した牛の解体の挿話の直前に「縁督以為経、可以保身、可以全生、可以養親、可以尽年」（背骨の督脈を根幹〔自然摂理を尊重の比喩とも〕としてよく守れば、身体の健康、安全を保てる、親孝行ができる、天寿まで生きられる＝筆者意訳）という一節がある。すなわち、自分の行いへの正しい配慮によって、命を守ることができる、親を養うこともできる、寿命を全うすることもできる、ということの主張は、巻第一の16に見るように、そのまま益軒の『養生訓』の主題と重なっているのである。

第三節 「医は仁術」の由来と「未病」

「医は仁術である」という成句は現在の日本でもしばしば口にされる、人口に膾炙《かいしゃ》した言葉である。『養生訓』でもはっきりと第334項目（巻第六の30）などに述べられている。「仁」は「義・礼・智・信」とともに孔子に始まる儒教の根本的な徳目であり、これらは中国で二〇〇〇年の歴史を通じて道徳規範として尊ばれ、社会関係構築の土壌となり、儒教が六世紀初めに伝来した日本（『古事記』によると、継体天皇の時代の五一三年に百済より五経博士が渡日した。それ以前にも王仁《わに》が論語を持ってきたとの伝承もある）においても、その後の長きにわたり教育の基盤となって道徳観念および社会的価値観の形成に深く影響している。

簡単に整理すると以下のようになる。

仁——孔子の解釈では「仁者人也」、つまり仁は人を愛する心を持つこと（『中庸』「第二〇章」）とし、また「克己復礼為仁」、すなわち私欲を抑えて客観的規則に従っていくことが仁である（『論語』「顔淵」）ともいう。孟子の解釈では「惻隠之心、人皆有之（中略）惻隠之心、仁也」、つまり同情心、他人の苦境を助ける心が仁である（『孟子』「告子上」）とする。

さまざまな解釈があるが、筆者としては人の不幸・失敗に対して発する惻隠の情を意味し、助ける、寛大な心を持つという解釈を優先したい。

義——義理、義務、責任の所在に関する思い。

礼――自然、社会の上下内外の順序、秩序の尊重。

智――賢い見識。

信――筆者は信念を持つことと信任関係を作ることに大きな意味があると理解している。

そのなかで「仁」は孔子がもっとも重視した徳目で、他の義や智などの徳目の基底にあるものと位置づけられた。この「仁」が「医」と結びつけられた表現も早く『孟子』に見られる。つまり「医」には知識や技術が重要であるが、「仁」の心がなければ、「術」を持っていたとしても人間の身体を良い方向に導くことはできない、としたのである。

唐の孫思邈が著した『千金要方』「大医精誠」には、「凡大医治病、必当安神定志、無欲無求、先発大慈惻隠之心、誓願普救含霊之苦」とある。責任感ある医者は治療する前に心身を安定させ、欲、希求を排除し、まず大慈惻隠の心を持って、すべての人びとの苦境を解消することを発願するというのである。「大慈」とは仏教典に由来する弥陀の慈悲の意味であり、「惻隠」とは儒学の倫理に由来し、「仁」すなわち思いやりや人の苦境を解消する心と行動である。

また、日本医学の中興の祖とされる曲直瀬《まなせ》道三《どうさん》（一五〇七～九四年）が著した『切紙』（五七条の垂訓）の中では、その第一条に「慈仁」という仏教的な思いやりと儒学的な温かい心を示し、医師は「慈仁の心」が大切であることを述べている。この「慈仁の心」が、「医は仁術」の解釈の第一歩と考えられる。

このために古代中国では、医者を望む者について学問や知識だけではなく、まず人柄を見極めて医術を教えるべきか否かを判断した。『養生訓』第344項目（巻第六の40）でも「医となる人は、まづ志を立て、ひろく人をすくひ助くるに、まことの心をむねとし、病人の貴賤によらず、治《ち》をほどこすべし」とあるのは、明の蕭京の『軒岐救正論』にある「潛評諸医学識才品淑慝貞邪懸此明鑑願医為上医願人択好医耳」を引いて、医者には高潔な人格、正しい価値観、賢い見識と才能を持つことが期待される。医者であれば必ず正しい人格を持っているとは限らないという視点から医の従事者への高い品性が要求されている。加えて益軒は、第335項目（巻第六の31）で「凡《およそ》医となる者は、先儒書《まずじゆしよ》をよみ、文義《ぶんぎ》に通ずべし。文義通ぜざれば、医書をよむちからなくして、医学なりがたし」と、医学の基礎としての儒学の必要性を述べている。

さらに、当時の医者事情を踏まえて、知識だけで仁の心（志）を欠いた医者、富貴の人しか助けようとしない医者、学問を追究しない医者、もしくは世事に長けて権力者にへつらう医者、自分の名や利を求める医者が多いと言い、かれらを「小人医」「俗医」「時医」などと呼び激しく非難している（巻第六の32、34など）。原文を見てみよう。

巻第六の30「医者の世襲はいけない」

医は仁術なり。仁愛の心を本《もと》とし、人を救《すく》ふを以《もつて》、志とすべし。わが身の利養を専に志すべからず。天地のうみそだて給へる人を、すくひたすけ、万民の生死をつかさどる術なれば、医を民の司命と云《いい》、きはめて大事の職分なり。他術はつたなしといへども、人の生命には害なし。医術の良拙は人の命の生死にかゝれり。人を助くる術を以《もって》、人をそこなふべからず。学問にさとき才《さい》性《せい》ある人をゑ《え》らんで医とすべし。医を学ぶ者、もし生れ付鈍《つきどん》にして、その才なくんば、みづからしりて、早くやめて、医となるべからず。不才なれば、医道に通ぜずして、天のあはれみ給ふ人を、おほくあやまりそこなふ事、つみふかし。天道おそるべし。他の生業《ぎょう》多ければ、何ぞ得手《えて》なるわざあるべし。それを、つとめならふべし。医生、其術にを《お》ろそかなれば、天道にそむき、人をそこなふのみならず、我が身の福《さいわい》なく、人にいやしめらる。其術にくらくして、しらざれば、いつはりをいひ、みづからわが術をてらひ、他医をそしり、人のあはれみをもとめ、へつらへるは、いやしむべし。医は三世をよしとする事、礼記《らいき》に見えたり。医の子孫、相つゞきて其才を生れ付《つき》たらば、世世《よよ》家業をつぎたるがよかるべし。如レ此なるはまれなり。三世とは、父子孫にかゝはらず、師、弟子相伝へて三世なれば、其業くはし。此説、然るべし。もし其才なくば、医の子なりとも、医とすべからず。他の業を習はしむべし。不得手《ふえて》なるわざを以て、家業とすべからず。

いちばんの主張は、「医は仁術である。仁愛、つまりひとを愛しひとを思いやる心を本とし、ひとを救うことを第一の志とすべきで、自分の利益を中心に考えてはいけない。人間を救済し、生死を支配する術であるから、医者は民の司命であり、きわめて大切な職分である」ということである。

それに続けて、こうしたことを弁《わきま》えずに才能もないまま医学を学んだとしても、人を傷つけるばかりでなく、自分自身が不幸になると諭している。

また、『礼記《らいき》』の「医不三世、不服其薬」（三代続いている医者の家柄でなければその処方した薬を服用するべきではない。）を引きながら、医者は代々続くベテランが良いとされるが、一方で「（家柄が良くても技術、そして心を持っているわけではないから）才能がなければ医者の子でも医者にしてはいけない」として、医者の世襲を批判してもいる。さらに、医者の肩書があるからといってその人を安易に信頼してはならないとも戒めている。つまり、医者の「仁」には「才」（技術）と「心」（志）の両方が必要であるという主張である。

〈参照漢籍〉
『礼記《らいき》』　医不三世、不服其薬。
『孟子』「梁恵王上」　医者、是乃仁術也。

先に引いた巻第六の40では、医者となる人が持つべき志、医者をめざす人の心構えを説いている。

巻第六の40「医者を志す人」
医となる人は、まづ志を立て、ひろく人をすくひ助くるに、まことの心をむねとし、病人の貴《き》賤《せん》によらず、治《ち》をほどこすべし。是《これ》医となる人の本意《ほんい》也。其道明らかに、術くはしくなれば、われより、しゐ《ひ》て人にてらひ、世に求めざれども、おのづから人にかしづき用《もちい》られて、さいはい《ひ》を得る事、かぎりなかるべし。もし只《ただ》、わが利養を求るがためのみにて、人をすくふ志なくば、仁術の本意をうしなひて、天道、神明の冥加《みょうが》あるべからず。

この主張でも、「医は仁術である」が大前提となっていることは明らかだろう。ひとの救済において誠心誠意を以てし、貴賤にかかわりなく病人の治療をしなければならない。そして医道を明らかにし、医術に通じると、おのずからひとに尊重されて、自分自身も幸福になるであろうと言う。自分の利益だけを目的とする場合には仁術の本意を失って天道・神明の援助もないだろうというのも、この思想から出てくる必然である。

〈参照漢籍〉
『軒岐救正論』「医鑑」　潜評諸医学識才品淑慝貞邪懸此明鑑願医為上医願人択好医耳。
『古今医鑑』　惟期博済、不計其功、不謀其利、不論貧富、薬施一例。起死回生、恩同天地。如此明医、芳垂万世。

益軒はまた、人を仁の心で救おうとする医者を君子医、医学に精通した医者を良医などと表現して称えるが、一方で世間にもてはやされる医者とは必ずしも両立しないことを述べている（第336項目＝巻第六の32）。ここでは第一章で示した「未病」の観念との関係に注意する必要がある。

「未病」とは中国伝統医薬学独特の観念である。西洋医学では客観的で確実なデータが確認できてはじめて、「病気」と判断し、病変箇所あるいは検査異常値を確認して治療が始まる。もし病変箇所／異常値が確認できなければ、原則として治療を施すことが困難となる。中国伝統医薬学では「望・聞・問・切」といった四つの方法で人間の身体状態、特に陰、陽のバランスを図る。
ちなみに四つの方法の内容は以下のようになる。

望――見る、観察する。身体全般、行動、色、形状、外観など。
聞――身体全般、局部、排泄物のにおい。
問――質問する。病因、病状、時間、期間、生活パターン、家族構成など。
切――三本指で対称の左右手首の脈を診察する。それぞれ指で対称の両手首に置く場所は寸、関、尺という。一本指の下に二四（あるいは二八）種類の脈像を見分けて診察する。
脈像は脈の動き方の特徴で細かく分けられる。それによって身体内部の各臓器、経絡の陰陽バランス状況、原因、生命現象、状態、疾患、変化、程度などを判断し、最後に望、聞、問、切の結果をまとめて判断する。

陰陽説は伝統的中国医療理論と技術、薬品調剤の基本要領となっている。要するに、太陽（陽）であり、月（陰）であり、性格、機能と作用がまったく違うけれども統一的存在である。バランスがとれれば平和に存在するし、バランスが崩れると災害が発生する。自然界の変化は人体にも影響する。

なぜなら人体は自然の一部だからである。

中国伝統医薬学の見方は、内臓にはそれぞれ陰陽の「気」があり、日々転換、循環しながら生命が営まれていく。これは自然界と同じで、陰陽バランスの状態が維持できれば生き生きと生きるし、バランスが崩れれば、体力、免疫力が低下し病気に感染する可能性が高くなる。そうしたことに精通した医者は、まずバランスが崩れないように注意を促し、崩れる危険性を早期に察知することに努め、効果的に調整して病気に至らないようにする。それが本来、医者の責務であり、志であり、腕である。

さらに人間は、伝染病を除けば一夜にして病気になるのではなく、自覚症状や具体的な徴候がなくとも疾患が発生する要素が蓄積して、ある閾値を超えた時から具体的な症状が現れると考える。すなわち、発症する以前に陰と陽のバランスが崩れ、身体の質が変化する状態が存在する、というのである。

中国伝統医薬学はその状態を「未病」と呼ぶが、まずはこの状態にある者を治すことが医者の使命である。いわば対象が確定していないのに治療を始めることになるが、仁の心をもって患者に接する医者は、その人の不幸を未然に防ごうと考えて、「未病」の状態にある人に忠告しようとするだろう。

第15項目（巻第一の15）で益軒は、「凡《およそ》薬と鍼灸《しんきゅう》を用《もちい》るは、やむ事を得ざる下策なり。飲食、色慾を慎しみ、起臥を時にして、養生をよくすれば病なし」と記述している。この背景には、『黄帝内経』の「聖人不治已病、治未病、不治已乱、治未乱、此之謂也」（本物の医者は発生した病気を治すより、未病を治す。発生した異常を治すより、異常を防ぐことに力を入れる）という考え方や、また孫思邈の『千金要方』にある「上医医未病之病、中医医欲病之病、下医医已病之病」（上手の医者は未病を治す、一般の医者は病気になりかかったところを治す、下手の医者は病気になってから治す）など、伝統的中国医薬学の「未病」の観念が存在しているのである。

つまり、医は仁術の意味は大きく分けると、仁の心、仁の技術、二つの側面がある。さらに仁の技術にも三つの区分が考えられる。一つには、人に苦痛を与える病気（已病）を治す、二つには、病気になりかかる途中の病気を早期発見、三つには、病気になっていないうちに発生を阻止する（未病を治す）、である。

「未病を治す」という言い方はちょっと収まりが悪いが、人に与える苦痛が発生する前に苦痛のもとを解消すること、被害の発生を阻止することであり、最大の「仁」である。だから医者は未病を治すことを追究すべきであり、職業上の道義、理想である。

ところが、人に「未病の状態にあるから注意すべきですよ」と忠告をしたからといっても、すぐさま高い評価につながるわけではない。高い評価と利益を受ける医者は、実際に発生している病気を治して評価を得られる場合が普通である。したがって「未病」を判断できることが難問の解決、腕の見せ場の構築にはならない。そのまま一般的視点から高い評価につながるわけではない。しかし、「医は仁術」であるのだから、患者の個々それぞれに異なる資質を重視し、見極めるよう努めるべきである。その上で、患者に寄り添い、その苦しみの軽減、精神の安寧を図ることこそが医の本来なのだと言える。

『養生訓』第337項目（巻第六の33）では「古人、医也者ハ意也、といへり。云意《いうこころ》は、意《こころ》精《くわ》しければ、医道をしりてよく病を治す」と記す。原文全体は以下のようになっている。

巻第六の33「医道に精進」

古人、医也者ハ意也、といへり。云意《いうこころ》は、意《こころ》精《くわ》しければ、医道をしりてよく病を治す。医書多くよんでも、医道に志なく、意粗《こころあら》く工夫《くふう》くはしからざれば、医道をしらず。病を治するに拙《つたな》きは、医学せざるに同じ。医の良拙《りょうせつ》は、医術の精《くわ》しきと、あらきとによれり。されども、医書をひろく見ざれば、医道をくはしくしるべきやうなし。

伊藤友信によれば、「古人は『医なるは意なり』という。その意味は、本意をよくつかんでいれば医道をよく知って病気をよく治《なお》すということである」としているが、筆者としては少し別の解釈を試みたい。ここに孫思邈の「凡大医治病、必当安神定志、無欲無求、先発大慈惻隠之心」（すべてに優先して患者の問題を解決し救うようにせよ）などを併せて考察すると、ここで益軒が言う「意」は医学的な意／知識だけではなく、「人の意」をも意味していることが理解されるのではないか。

すなわち、「医なるは意なり」は、また、「医なるは人の意なり（医とは相手の気持ち、思いになって心をかけることである）」であって、単なる知識や技術ではなく、「仁」に裏打ちされた患者への深い同情心があってこそ、「医」なのであると言っているのではないだろうか。

〈参照漢籍〉

『後漢書』「郭玉伝」 医之為言、意也。

『千金要方』「大医精誠」 凡大医治病、必当安神定志、無欲無求、先発大慈惻隠之心、誓願普救含霊之苦。若有疾厄来求救者、不得問其貴賤貧富、長幼妍蚩、怨親善友、華夷愚智、普同一等、皆如至親之想。亦不得瞻前顧後、自慮吉凶、護惜身命。見彼苦悩、若己有之、深心悽愴。勿避険巇、昼夜寒暑、飢渇疲労、一心赴救、無作功夫形跡之心。如此可為蒼生大医、反此則是含霊巨賊。自古名賢治病、多用生命以済危急、雖曰賤畜貴人、至於愛命、人畜一也、損彼益己、物情同患、況於人乎。

現在、一般に市販されている薬（漢方薬も含む）は、対象疾患の統計的に多数を占めるグループへの効能、安全性を優先した工業製品である。分量の調整などはあるとしても、大部分は個々人に寄り添って調合されたものとは言えず、個人の異なる状態に応じて最良の効果を提供するものではないことが指摘されている。

近年は、従来のこれら個人ではなく、疾患中心の対応への反省も含め、ゲノムなどの個人分析技術の進歩も踏まえて、オーダーメイド医療／テーラーメイド医療など、個々の特性の違いに焦点を合わせた先進医療が開始されている。中国古代に生まれ、『養生訓』でも重視する医の仁術、すなわち個々の人に寄り添うべきであるという観念は、現代においても実は医の本質を衝いており、実際に人を癒やす取り組みの最前線を支える基盤でもある、と言えるのではないだろうか。

第四節 人間の尊厳性と養生

『養生訓』巻頭の第1項目（巻第一の1）では、人間の身体は父母、または天地から与えられたものだから、不養生によってこれを結果的に傷つけることは不孝に等しい、と強い調子で身体を守る意義の大きさを記している。これは『荘子』の「天地者、万物之父母也」（天地は万物の父母である＝筆者意訳）という考え方や、おもに共同体の倫理的な規範を強調する朱子学的な観念から形成されたものであろう。この養生、つまり「父母天地に孝をつくし、人倫の道を行なひ、義理に従ひて、なるべき程は寿福を受け、久しく世にながらへて、喜び楽みをなさん事」を実現するための具体的な行動の指針こそが、『養生訓』全巻を通じて述べられていることだとも言える。

具体的には、

一、自然の原理を尊重して守ること、

二、体内外の条件と影響要素を認識、整理すること、

三、体内外に存在する、生命へ影響を与えるさまざまな要素の有益性を保持、あるいは強化し、有

害性の要素は可能な限り排除あるいは回避すること、として主張される。『養生訓』では基本的に、これが実行されれば、人の生命力が増強し、元気と健康を維持し、天寿まで寿命を維持できると主張する。そしてそれが社会全体の「健康」にもつながり得るのである。また、たとえば伊藤ちぢ代氏は、近代日本において国家による「健康」思想に『養生訓』が強く影響したことを指摘している。

〔明治期の学校教育に具体化された養生思想は＝引用者〕個人の生命の価値として位置づけたのではなく、健康と生命保護は孝行のために行なうという基盤が形成され、個人の生命が国家へと移行する素地を形成していったと考えられる。ここに養生思想は現代的意義の一つであった予防医学の実践という養生訓の意義が薄れ、孝行を大義名分とする養生による人間形成の側面が強調されるという形で養生思想は普及していったと考えられる(2)。

しかし、ここで重要なことは、「養生」という観念は「人間の尊厳性」という近代的な概念に読み替えることが可能な点にあると筆者は考える。尊厳とは自分の選択ではなく与えられたものであるから、これを全うするのが人間の使命なのである。生きていること自体に尊厳性は宿っている。

益軒が考える人間の尊厳性の重さは、具体的には第1項目（巻第一の1）に続いて記された「人身は至りて貴《とう》とくおもくして、天下四海にもかへがたき物にあらずや」の一文に象徴されるだろう。したがってこれを損なうことは、「これを養なふ術をしらず、慾《よく》を恣《ほしいまま》にして、身を亡ぼし命をうしなふ事、愚《おろか》なる至り也」と強く批判されるのである。

伝統的な養生文化を整理して啓蒙的に説くばかりではなく、また、単に予防医学の先駆けといった意味にとどまらずに、広く社会の安寧と発展に資する深遠な思想として読める懐の深さ――これが『養生訓』の現代的な意義でもある。付け加えれば、その基底には「仁」を深く「思」う思想と実践が存在していると言えよう。

ここで、人間の尊厳性宣言とも理解できる『養生訓』巻第一の1ならびにそのバックボーンたる漢籍を検討してみる。

巻第一の1「人間の尊厳性」

人の身は父母を本《もと》とし、天地を初《はじめ》とす。天地父母のめぐみをうけて生れ、又養はれたるわが身なれば、わが私の物にあらず。天地のみたまもの、父母の残せる身なれば、つゝしんでよく養ひて、そこなひやぶらず、天年《てんねん》を長くたもつべし。是《これ》天地父母につかへ奉る孝の本《もと》也。身を失ひては、仕ふべきやうなし。わが身の内、少なる皮はだへ、髪の毛だにも、父母にうけたれば、みだりにそこなひやぶるは不孝《こう》なり。況《いわんや》大なる身命を、わが私の物として慎《つつし》まず、飲食色慾を恣《ほしいまま》にし、元気をそこなひ病を求め、生付《うまれつき》たる天年を短くして、早く身命を失ふ事、天地父母へ不孝のいたり、愚《おろか》なる哉。人となりて此世に生きては、ひとへに父母天地に孝をつくし、人倫の道を行なひ、義理にしたがひて、なるべき程は寿福《じゆふく》をうけ、久しく世にながらへて、喜び楽みをなさん事、誠に人の各願ふ処ならずや。如《かくのごとく》レ此ならむ事をねがはゞ、先《まず》古の道をかう《ん》がへ、養生の術をまなんで、よくわが身をたもつべし。是《これ》人生第一の大事なり。人身は至りて貴《とう》とくおもくして、天下四海にもかへがたき物にあらずや。然るにこれを養なふ術をしらず、慾《よく》を恣《ほしいまま》にして、身を亡ぼし命をうしなふ事、愚《おろか》なる至り也。身命と私慾との軽重をよくおもんぱかりて、日々に一日を慎しみ、私欲の危《あやうき》をおそるゝ事、深き淵にのぞむが如く、薄き氷《こおり》をふむが如くならば、命ながくして、つひに殃《わざわい》なかるべし。豈《あに》楽まざるべけんや。命みじかければ、天下四海の富《とみ》を得ても益なし。財《たから》の山を前につんでも用なし。然れば道にしたがひ身をたもちて、長命なるほど大なる福《さいわい》なし。故に寿《いのちなが》きは、尚書《しようしよ》に、五福の第一とす。是《これ》万福の根本なり。

天地・父母の恵みを受けた身体であるから、それは私自身のものであるように見えても私のみによって存在するものではない。そんな身体だから、不養生をせず天寿をたもつように心がけなければならないという、養生の根本とその前提が強調されている。

そして、自分の身体の皮膚や毛髪に至るまで天地・父母からの賜なのだから、理由もなく傷つけるのは不孝である、と「孝」の根拠が示され、さらに人倫の実践、義の論理が展開されるのである。曰く「ひととしてこの世に生まれてきたからには、ひとえに父母・天地に孝を尽くし、人倫の道を実践し、義にしたがい、なるべくならば幸福になり、長寿にして悦び楽しむこと」を願うなら、「道を思考しそれをふまえて、養生の方法を心得て健康をたもつこと」。これこそが人生の大事とするところである。『書経』によれば、寿は五つの福の第一であり、すべての福の根本である。

〈参照漢籍など〉

『頤生輯要《いせいしゅうよう》』「巻一養生論叙」　凡吾之身体血気、皆是稟乎天地父母者、而不可為私有、豈可敢毀傷而断喪之耶。是仁人孝子之事親事天、而成其身者所以養生慎疾。而保愛其命也、非若彼方外之士、煉形竊気、苟為長生久視之計而逞其欲、済其私之比也。君子之道、捨生取義者、所以処変也。故貪生背義者、君子以為恥。節欲保生者、所以処常也。故忘生徇欲者、君子以為賤。夫天之生物也、乙太和元気、人資之以為生、故順而不害之者、君子以為奉天也。毀而傷之者、小人所以逆天也。是以養生之術、其要在順天節欲而已矣。

『荘子』「達生」　天地者、万物之父母也。

『書経』「周書、泰誓」　惟天地、万物父母、惟人、万物之霊。亶聡明、作元後、元後作民父母。

『書経』　一曰寿、二曰富、三曰康寧、四曰攸好徳、五曰考終命。

第五節 「思」の力、心の働き

ここまでの考察に加えて、益軒の思想の基底には、「仁」の思想、すなわち他者への思いやりが据えられていると考えられる。これは深く自他の身体や精神に心を配ること、つまり「思」である。それは「心」の働きに関わっている。

本節ではそうした「心」の働きと養生の関係について考察する。『養生訓』では「心」が身体の主人であることを明確に宣言しているが（第14項目＝巻第一の14）、これは解剖学的な心臓のことではなく、いわば身体の中心にあって身体を司る、ある「働き」である。

巻第一の14「心の静と身体の働」

心は身の主也、しづかにして安からしむべし。身は心のやつこなり、うごかして労せしむべし。心やすくしづかなれば、天君ゆたかに、くるしみなくして楽しむ。身うごきて労すれば、飲食滞《とどこお》らず、血気めぐりて病なし。

ここでは、心と身体の関係が語られている。心は身体の主人で、身体は心の下僕であるとする。そして心は平静に、身体は大いに働かせることを勧める。身体を動かし労働すれば、飲食したものは停滞しないで、血気の循環はよくなって病気とは無縁の存在となるという。

〈参照漢籍〉

『黄帝内経』「素問」　恬惔虚無、真気従之、精神内守、病安従来。

『黄帝内経』「素問」　是以志閑而少欲、心安而不懼、形労而不倦、気従以順、各従其欲、皆得所願。

『心箴』　天君泰然、百体従令。


興味深い点は、身体の動きを妨害する要因は、外部だけにあるのではなく、敵には外敵と内敵が存在するということである。益軒は、三国時代の嵆康《けいこう》（二二三〜二六二年）の『養生論』などに記載のある食欲と色欲について「中《なか》につゐ《い》て飲食好色は、内欲より外敵を引入る」（第20項目＝巻第一の20）と述べている。さらに第34項目（巻第一の34）の引用文献に挙げた明代の李梴《りてん》は、この色欲の戒めを「戒色慾以養精、正思慮以養神」（色欲を戒めて精を養い、正しく思慮して精神を養う）と位置づけている。

巻第一の20「内敵には勇、外敵には畏れ」
およそ人の身は、よはく《わ》もろくして、あだなる事、風前の灯火《ともしび》のきえやすきが如し。あやうき《ふ》かな。つねにつゝしみて身をたもつべし。いはんや、内外より身をせむる敵多きをや。先《まず》飲食の欲、好色の欲、睡臥《すいが》の欲、或《あるいは》怒、悲、憂を以《もって》身をせむ。是等《これら》は皆、我身の内よりおこりて、身をせむる欲なれば、内敵《ないてき》なり。中《なか》につゐ《い》て飲食好色は、内欲より外敵を引入る。尤《もっとも》おそるべし。風寒暑湿は、身の外より入《いり》て我を攻《せむ》る物なれば外敵なり。人の身は金石に非ず。やぶれやすし。況《いわんや》内外に大敵をうくる事、かくの如《ごと》くにして、内の慎《つつしみ》、外の防《ふせぎ》なくしては、多くの敵にかちがたし。至りてあやう《ふ》きかな。此故に人々長命をたもちがたし。用心きびしくして、つねに内外の敵をふせぐ計策《けいさく》なくむ《ん》ばあるべからず。敵にかたざれば、必《かならず》せめ亡《ほろぼ》されて身を失ふ。内外の敵にかちて、身をたもつも、其術をしりて能《よく》ふせぐによれり。生れ付《つき》たる気つよけれど、術をしらざれば身を守りがたし。たとへば武将の勇あれども、知なくして兵の道をしらざれば、敵にかちがたきがごとし。内敵にかつには、心つよくして、忍の字を用ゆべし。忍はこらゆ《ふ》る也。飲食好色などの欲は、心つよくこらえて、ほしいまゝにすべからず。心よは《わ》くしては内欲にかちがたし。内欲にかつ事は、猛将の敵をとりひしぐが如くすべし。是《これ》内敵にかつ兵法なり。外敵にかつには、畏の字を用《もちい》て早くふせぐべし。たとへば城中にこもり、四面に敵をうけて、ゆだんなく敵をふせぎ、城をかたく保《たもつ》が如くなるべし。風寒暑湿にあはゞ、おそれて早くふせぎしりぞくべし。忍の字を禁じて、外邪をこらえて久しくあたるべからず。古語に、風を防ぐ事、箭《や》を防ぐが如くす、といへり。四気の風寒、尤《もっとも》おそるべし。久しく風寒にあたるべからず。凡是《およそこれ》外敵をふせぐ兵法なり。内敵にかつには、けなげにして、つよくかつべし。外敵をふせぐは、おそれて早くしりぞくべし。けなげなるはあしゝ。

ここには身体観の前提として、およそ人間の身体は弱くもろく、しかもむなしいということが述べられている。あたかも風前の灯のように消えやすいと。

その身を攻め、身を滅ぼす「敵」が、内側と外側とに分類されて挙げられる。内側からは飲食の欲、好色の欲、睡眠の欲、あるいは怒、悲、憂という敵。なかでも飲食・好色は内から発し外敵を引きいれてくる、もっとも恐るべきものである。外側からの風・寒・暑・湿は、身の外からはいりこんで身を攻める。

このような内外の敵に対しては、内の慎みと外側の防御が必要である。そのために養生の術をぜひ知っておかなければならない。内敵に勝つには、心を強くして忍耐すること。強い精神力なくしては内欲に勝てないのである。外敵に勝つには、それを畏れて早く防ぐことだ。風・寒・暑・湿にあったら、畏れて早く退くことが必要で、この時ばかりは忍耐しないのが得である。

とてもシンプルな論理だが、内敵に勝つには勇ましく、しかし外敵に対しては畏れて早く退くという言葉は、人々の耳に入りやすく、また誰しも腑に落ちるものである。

〈参照漢籍〉

『近思録』「巻一三」　譬如一爐火、置之風中、則易過。置之密室、則難過。有此理也。

『黄帝内経』「素問」　夫上古聖人之教下也、皆謂之虚邪賊風避之有時、恬惔虚無、真気従之、精神内守、病安従来。是以志閑而少慾、心安而不懼、形労而不倦、気従以順、各従其欲、皆得所願。

『養生論』　夫以蕞爾之体、攻之者非一塗、易竭之身、而外内受敵、身非木石、其能久乎。其自用甚者、飲食不節、以生百病、好色不倦、以致乏絶、風寒所災、百毒所傷、中道夭於衆難。

『養生類要』「陶真人衛生歌」　嘗聞避風如避箭、坐臥須当預防患。

『礼記』「礼運」　喜、怒、哀、懼、愛、悪、欲、七者勿学而能。

『呂氏春秋《りょししゅんじゅう》』「貴生」　所謂全生者、六欲皆得其宜者。

結局、巻第一の20で述べられていることは、身体を司る「心」とは、内外の相互作用そのものであるということであろう。「心」は内部だけで完結しているのでもなく、身を外部から閉じていればいいというものでもない。「心」とは社会や環境との相互作用によって変化するものである。「心」はその作用を見極め、コントロールしなければならない。第28項目では飲食の欲、性欲、睡眠の欲をもっとも抑制しなければならないと書いている。また興味深い点は次の第29項目の、徳を養生するためには言葉を抑制しなければならない、の記述である。言葉の抑制が身や「気」を養うとは、おそらく「思」（思考、熟慮、深く思うこと）の実践でもあるだろう。

次に掲げる巻第一の29も「敵」に対する心構えであるが、こちらは主として自分の内部を強くすることによって敵に勝つ方法を説いていると考えられる。

巻第一の29「養生と口数」

言語をつゝしみて、無用の言をはぶき、言《ことば》をすくなくすべし。多く言語《げんぎょ》すれば、必《かならず》気へりて、又、気のぼる。甚《はなはだ》元気をそこなふ。言語をつゝしむも、亦、徳をやしなひ、身をやしなふ道なり。

内側の「気」を強くすることを眼目として、言葉を慎み、口数を少なくするのがよい、というのである。口数が多くなると、人体内面の精神活動、情緒、感情が興奮するもとにもなる。そうするといろんな「気」が減ったり昇ったりして、その結果「元気」が損なわれ心身面によくない。また、自分の観点、見識、価値観、利益などが周囲の人と合わず衝突する場合があれば、単に喋ることが周りの空気を緊張させることになり、結果として心身に負担、ストレスがかかる。

「気」とは何か。これは中国古代から「道」思想の自然観・身体観を通して現れるものであるが、人体においては生命力の基本構成である精、気、神のうちの一つで、エネルギーの一種と考えてよいだろう。

古来、「気」に関しての基本理解としては数種類がある。その一は、呼吸により体内の気と体外の気を交換する、新陳代謝の一つの物質。その二は、体内血液、体液、酸素以外、生命維持をするために欠かせないエネルギー、経絡経由で全身に循環している不可視物質。その三は、意識、心、思うという働きの構成と表現。その四は、形状が流動的で不定、常に変化していて肉眼で見えない、化学構造や物理機能について解釈がまだできない、いわば「魂」のような影響力がある存在。およそ以上のような理解である。

中国伝統の仏教、道学、儒学、医薬学、鍼灸学、武術、兵法、統制学、政治、文学、書道、芸術の中には、「気」に関する思想、認識、論説、解釈、応用、訓練・調整法などの記載がたくさんあり、日本でもそうした見方・考え方が広く浸透している。

〈参照漢籍〉

『千金要方』「養性　道林養性」　善言勿離口、乱想勿経心。

『寿世保元』「延年良箴」　謙和辞譲、敬人持己、可以延年。

『論語』　立言有六禁　不本至誠、勿言、無益於世、勿言、損益相兼、勿言、後有流弊、勿言、
往哲已言、勿襲言、非吾力所及、勿軽言。

『摂生総要』「摂生篇」　言之簡黙者寿。

『黄庭堅詩全集』「贈送張叔和」　百戦百勝不如一忍、万言万当不如一黙。

『耳目日書』　多一言、不如少一言。

『続附養生要訣』　省言語以養其気。

要するに、社会、環境のさまざまな要因により、人の有する七情六欲（七情は〔喜・怒・憂・思・悲・恐・驚〕、六欲は解釈が分かれるが(3)、筆者は五感に対応した基本的な欲——食欲、聴欲、視欲、嗅欲、触

欲、性欲とする説を優先する）に刺激が与えられ、心に影響する。また、反対に心の働きにより人の七情六欲に影響して、行動にも影響する。それは人の外部にある社会へ影響を及ぼすが、社会の変化の影響は再び人へ返ってくる。この巻第一の29では自分の身の内側の元気に関することが述べられているが、養生の視点から言葉の社会環境への影響も語られているのである。

また、気をつけなければならない点は「怒り」の感情である。第34項目（巻第一の34）では、心に「主」（主体性）がないと、怒りを抑えられず、それは思慮が浅い状態である、という認識に立っている。

巻第一の34「心と主体性」

養生に志あらん人は、心につねに主あるべし。主あれば、思慮して是非をわきまへ、忿《いかり》をおさえ《へ》、慾をふさぎて、あやまりすくなし。心に主なければ、思慮なくして忿《いかり》と慾《よく》をこらえ《へ》ず、ほしゐ《い》まゝにしてあやまり多し。

心に「主」があると、思慮分別して物事の是か非かを判断することができ、怒りをおさえ、欲を我慢して間違いが少ないと言う。

こうした養生についての益軒の理解は、大きな現代性を内包していると筆者は考えている。まず、現代の科学的な知見から考えると、精神活動を司るのは脳であることは疑いのないところであろう。

一方で、脳は外部からの刺激や情報なしでは活動することができない一面を持っている。外部からの情報を受け取る感覚は、視覚・聴覚・触覚・味覚・嗅覚の「五感」である。五感を経由して脳は外部からの情報を処理するが、古代中国には、これらの情報処理を高次に判断しコントロールするのは「心」であるという認識が存在した。すなわち、脳は情報を認識してそれを処理するが、（倫理的な）価値判断を行うのは心であるという認識である。巻第一の34で言う「心に主」というのは、その見方に通じる。心が人の身体の主宰者であるという思想は、引用文献として挙げた『黄帝内経』、宋・範浚（一一〇二～五〇年）の『心箴《しんしん》』以外にも、前漢の董仲舒（前一七六頃～前一〇四年頃）は、心は喜怒哀楽の情と、計算し考慮する知との両者を備えており、「一国の城主は一身体の君主のようである」としている。(4)


〈参照漢籍〉

『忍字箴』　七情之発、唯怒為遽、衆怒之加、唯忍為是。当怒発炎、以忍水制、忍之又忍、愈忍愈励。過一百忍、為張公芸、不乱大謀、乃其有済。如其不忍、傾敗立至。

『千金要方』「養性」　憂愁思慮則傷心、心傷則善驚、喜忘善怒。

『黄帝内経』「素問」　慮無所定、故気乱矣。

『医学入門』　戒色慾以養精、正思慮以養神。


現代における「心」の概念を見てみると『心と脳——認知科学入門』（岩波新書、二〇一一年）で安西祐一郎は次のように定義している。

心は、感情や社会性や記憶や思考のようないろいろな要素的な機能が相互作用してはたらく情報処理システムである。とくに、心の情報処理システムは、自分自身の心や他の人々の心、また周囲の社会や環境との相互作用を通じて内部の状態が変化するシステムである。[5]

脳が一元的に情報の処理を司り、すべての人間の精神活動を支配しているのではなく、そこには「心」が深く関与しており、また「心」は決して不動のものではなく、社会や外部の環境との相互作用によって働き、大きく変化するということである。特に感情の影響は非常に大きい。

このように、人間の内面は外部からの刺激によって情緒的な変化を生み、また、社会性によっても「心」は大きく影響を受けるものと考えられる。換言すると、まず心は外部からの情報を判断し、ある基準によって処理する。そして、心は社会との交流や外部からの刺激によって影響を受ける。したがってこの交流そのものを心はコントロールしなければならない。先に挙げた第34項目の「心につねに主あるべし」が想起される。これはとりもなおさず、「養生」そのものではないだろうか。

また、安西祐一郎は「知識は外界との相互作用を通じて心の中につくられる。そうだとすると、人それぞれ体験のしかたは千差万別だから、得られる知識の構造や内容や表現もバラバラになるはずだが、そうはならない。誰もが似たような構造の知識を身につけていくことを『知識の構造化可能性』

と呼ぶが、この性質は心のはたらきの大きな特徴である」と書いている。(6)

これは、客観的で外在的なものだと考えられている「知識」でさえも心の働きによって作られているのであり、加えてそれは断片的なものの集積ではなく、構造化されているということを示している。

『養生訓』の表現とその元となった古典籍についての考察を通じて得られる知見と、こうした二一世紀の認知科学の成果とは大きく重なり合うのではないだろうかと筆者は考えている。次に掲げる第105項目（巻第二の65）や、その他第59項目（巻第二の19）にも見られる「養生とは何より心の養生である」との認識はそのことを示しているように思われる。

巻第二の65「心の養生と身体の養生」

養生の術、まづ心法をよくつゝしみ守らざれば、行はれがたし。心を静《しずか》にしてさはがしからず、いかりをおさへ欲《よく》をすくなくして、つねに楽んでうれへ《へ》ず。是《これ》養生の術にて、心を守る道なり。心法を守らざれば、養生の術行はれず。故に心を養ひ身を養ふの工夫二なし、一術なり。

心を静かにして、怒りを抑えて、欲を少なくし、いつも楽しんで心配をしない。これが養生の術であって、心を守る道であると、養生の要諦を「心法」という言葉を用いて簡潔に記している。

〈参照漢籍〉

『養生四要』　心常清静則神安、神安則精神皆安。明此養生則寿、没世不殆。
『寿世保元』　養内者、以恬臓腑、調順血脈、使一身之流行沖和、百病不作。
『理虚元鑑』　節辛勤勉以養力、節思慮以養心。
『言行高抬貴手』　養形而至於長生。
『遵生八牋』　荘敬亦是保養身心元気的工夫。

さらに、次の巻第二の19も言葉は簡潔ながら「気」と言と徳のめぐりを語っており、味わい深いものがある。心を平静にし、「気」をなごやかにし、言葉を少なくして静をたもつことは、徳を養うとともに身体を養うことにもなる、と言うのである。

巻第二の19「心を平静にして徳を養う」

心を平らかにし、気を和《なごや》かにし、言をすくなくし、しづかにす。是《これ》徳を養ひ身をやしなふ。其道一《いつ》なり。多言《たげん》なると、心さは《わ》がしく気あらきとは、徳をそこなひ、身をそこなふ。其害一なり。

〈参照漢籍〉
『誡子書』　夫君子之行、静以修身、倹以養徳。非淡泊無以明志、非寧静無以致遠。
『荘渠遺書』　惟聚精会神可以進徳、可以養生。

『千金翼方』 多言則気乏。

『養老奉親書』 少言語、内養気。


さて、ここまで『養生訓』に説かれている事柄を「思」の視点から具体的に検討してきたが、益軒の養生思想には中国の古典養生文化が深く浸透しているように見える。そしてその立場は、養生が単なる実利的な健康法を超え、深く自他の身体や精神に配慮すること、すなわち「思」の重要性に支えられていることがわかる。

「思」は何より「心」を深く使うことであり、養生によって左右される。また「思」は、人間身体に絶大な支配力、影響力を持っているが、「思」の能力は外部との相互作用のもとで行われ、内面的な修行（学問や価値観、教養など芸術的な訓練）によっても変化し、さらにその力は外部環境、社会へも還元され、影響する。貝原益軒も「思」の改善と養生は欠かせないと語っている。

上記の知見は現代の認知科学の理解と大きく重なり合っているように思われる。

（1）『荘子』内篇、金谷治訳、岩波文庫、一九七一年。
（2）伊藤ちぢ代「貝原益軒『養生訓』の「健康」観をめぐって」『日本大学大学院総合社会情報研究科紀要』№6、二〇〇六年。

（3）例えば、後漢・高誘『呂氏春秋注』（二一二年）では「六欲、生、死、耳、目、口、鼻也」としている。
（4）溝口雄三・丸山松幸・池田知久編『中国思想文化事典』東京大学出版会、二〇〇一年。
（5）安西祐一郎『心と脳——認知科学入門』岩波新書、二〇一一年。
（6）同右。

第五章 「行」の視点から読む『養生訓』

第一節 「活き活きと」生きるための方法

本章では「思」に続いて、「行」の視点から、『養生訓』を読んでみよう。「行」と分類されるのは二一一項目（内訳は本文内に明示されているもの一六八項目、現代語訳文に示されているもの一項目、内容による筆者の推定三二項目、『頤生輯要』により特定できるもの二項目、特定できないもの九項目）である。

前章で確認したように、養生文化においては人間の身体の主宰者は「心」つまり「思」と理解されていた。「思」は「行」を支配しているのであって、言い換えると、「思」つまり「心」が人間の現実世界での実際の行動、つまり「行」となって現実化される。したがって本論にとって「行」だけでなく、「思」が組み合わされた項目は重要である。「思」つまり「心」の働きが「行」を通じて現実世界に影響を及ぼし、それがまた主体の「心」に影響を及ぼす、といった形で「心」の働きとその結果は循環的な活動である。いわばそのただ中に人間身体が存在していると考えることができる。

養生の目的はなんといっても「活き活きと」生きるための方法を追求することにある。このためには生命力を保護、維持することが最も重要である。第13項目（巻第一の13）にはこのことが端的に書かれている。

益軒は養生を阻害することとして、第一に「「元気」を減少させること」、第二に「「元気」を滞らせること」を挙げている。ここでいう「元気」とは天地に満ちて万物を生成する根源であり、生物にとっては「生命力」そのものである。こうした養生を阻害する要因は、飲食や欲や労働そして睡眠や娯楽（行動）が過度になると生ずる。したがって、養生のためには、これらの過剰に気をつけなければならない。また、環境、天気の変化による身体への影響、その影響に対応する行動の調整が欠かせない。これを筆者なりに言い換えれば、重要なのは生命力を①保護し、②強化し、③妨害を回避することである。まずは、『養生訓』の言葉から見ていこう。

巻第一の13「養生を害するもの」

養生の害二あり。元気をへらす一なり。元気を滞《とどこお》らしむる二也。飲食、色慾、労動を過《すご》せば、元気やぶれてへる。飲食、安逸《あんいつ》、睡眠を過せば、滞りてふさがる。耗《へる》と滞《とどこお》ると、皆元気をそこなふ。

元気を減らすことと元気を滞らせることが養生を害すると言う。飲食・色欲が度を過ごせば元気を減らす、つまり体内の気が消耗し、弱まると言うのだろう。それに加えて労働の過剰である。「過労死」という残酷な現実はまさに益軒が戒めた事態に違いない。もう一つ飲食・安逸・睡眠の度を過ごすことは元気を滞らせるという。消耗することと停滞することとは、ともに元気をそこなうのである。

〈参照漢籍〉

『黄帝内経』「素問」　法於陰陽、和於術数、起居有常、食飲有節、不妄作労、故能形与神倶、而尽終其天年、度百歳乃去。

『内外傷弁惑論』「飲食労倦論」　労役過度、而損耗元気。

『千金要方』「道林養性」　不欲極饑而食、食不可過飽、不欲極渇而飲、飲不可過多。饑食過多、則結積聚、渇飲過多、則成痰癖。

『笠翁文集』　養生之訣、当以睡眠居先。

『彭祖摂生養性論』　坐不至疲、臥不及極。

これ以外にも第438項目（巻第八の16）の参照文と思われる『黄帝内経』「素問」には「食飲有節、起居有常、不妄作労、故能形与神倶、而尽終其天年、度百歳乃去」（生活の中で飲食や日常活動、心身状態における節度を守れば、心身は良いバランスを保つことができる、百歳天寿まで寿命が延びる）と記されている。

『養生訓』第12項目（巻第一の12）では過剰を避けるそうした生活態度において重要なのは、「畏」という感情、つまり自然の原理に対する尊敬の念が重要であり、これによって「慎み」の心が生まれる、と位置づけている。

巻第一の12「養生は畏れの一字」

身をたもち生を養ふに、一字の至れる要訣《ようけつ》あり。是《これ》を行へば生命を長くたもちて病なし。おやに孝あり、君に忠あり、家をたもち、身をたもつ、行なふとしてよろしからざる事なし。其一字なんぞや。畏《おそるる》の字是《これ》なり。畏《おそ》るゝとは身を守る心法なり。事ごとに心を小にして気にまかせず、過《あやまち》なからん事を求め、つねに天道をおそれて、つゝしみしたがひ、人慾を畏《おそ》れてつゝしみ忍ぶにあり。是《これ》畏るゝは、慎しみにおもむく初《はじめ》なり。畏るれば、つゝしみ生ず。畏れざれば、つゝしみなし。故に朱子《しゅし》、晩年に、敬の字をときて曰《いわく》、敬は畏の字これに近し。

益軒は、養生のために忘れてはならない肝要な一つの文字があると言う。これを実践すれば、何を行っても間違いは生じない。その一文字とは「畏《おそれる》」であると。

畏れるということが身を守る。すべてに注意を払い、たえず天道を畏れてしたがい、人間の欲望を畏れて我慢することである。そして、畏れると慎む心が生まれると言うのである。

また、この段の最後で、宋の時代の大儒・朱子に遡り、これを「敬」の概念に近いとしていることを紹介している。朱子は具体的にどのように説いているのだろうか。

道者、日用事物当行之理、皆性之徳而具於心、無物不有、無時不然、所以不可須臾離也。若其可離、則為外物而非道矣。是以君子之心常存敬畏、雖不見聞、亦不敢忽、所以存天理之本然、而不使離於須臾之頃也。(『中庸章句』)
(自然の摂理は万物にいつでも含まれている、須臾《しゆゆ》も離れない。もし離れたら、それは本当の摂理ではない。だから君子の心は道に対して常に敬畏心を持っている。見えなくても、聞こえなくてもけしておろそかにせず、天の根本的摂理〔道〕から一刻も離れないのである)

『中庸章句』は『中庸』について朱子が注釈した書物。朱子において「敬」の概念は単に敬うということだけを意味するのではなく、主体が関わりを持つ事物(これには必ず道が含まれている)との関係において、常に配慮する態度であった。

朱子は本名を朱熹と言い、一二世紀(一一三〇〜一二〇〇年)南宋で活躍した思想家である。当時は後に新儒学と総称される学問が多くの士大夫の信奉者を集めていたが、それらを体系づけ「朱子学」を打ち立てた。中国思想史上最も重要な人物と言ってもいいかもしれない。朱子学の内容は大きく四つに分けられる。第一は存在論。これは理気二元論であり、万物は理と気からなるというもの。二番目は倫理学で人間の生き方を論じる。「性即理」説を主張し、人間の本性と宇宙の根源を一致させる生き方を目指す。三番目は方法論であり、窮理の説をもって理を窮めることを主張する。「格物致知」という方法論を論じ後世に大きな影響を与えている。四番目は古典注釈学と言うべき分野であり、儒学の経書の中から『大学』『中庸』『論語』『孟子』の四書を選んで『四書集注《ししよしつちゆう》』をなし、新しい基本文献とした。先の『中庸章句』はそのうちの一書である。ほかに歴史書『資治通鑑綱目《しじつがんこうもく》』を著して「大義名分論」を強調している。[1]

こうした「畏」の重視は、第79項目（巻第二の39）に「事に臨《のぞ》んで常に畏《おそれ》慎《つつしみ》あれば、物にやぶられず、血気おのづから調《ととの》ひて、自然に病なし」、249項目（巻第四の67）に「房室《ぼうしつ》の戒《いましめ》多し。殊《こと》に天変《てんぺん》の時をおそれいましむべし」、334項目（巻第六の30）に「天道おそるべし」などの記述にも見られ、さまざまな生活の局面においてこの感情が重要であることを説いている。そしてやはりこの基本にあるのは「しづかにして安からしむべし。身は心のやつこなり、うごかして労せしむべし。心やすくしづかなれば、天君ゆたかに、くるしみなくして楽しむ」という認識である（第14項目＝巻第一の14）。

また「行」を抑制する原理として第35項目（巻第一の35）には「我慢」が強調されている。「万《よろず》の事、一時心に快《こころよ》き事は、必《かならず》後に殃《わざわい》となる。酒食をほしゐま〻にすれば快《こころよ》けれど、やがて病となるの類なり。はじめにこらゆ《ふ》れば必《かならず》後のよろこびとなる」。また第35項目では益軒は詩人・杜牧《とぼく》（八〇三〜八五三年）の『易経』の否極泰来説に関連した、「泰来憂勝無」（苦しい我慢の後は喜びがある、不安、心配の後は安泰へ転換する）を引いている。

杜牧は唐の時代の詩人で、「遺興」に「鏡弄白髭須、如何作老夫。浮生長勿勿、児小且嗚嗚。忍過事堪喜、泰来憂勝無。治平心径熟、不遺有窮途」とある。否極泰来、逆境（悪運）頂点になったら、反面順境（幸運）に転換するというのである。

『易経』は紀元前九世紀に成立した書と言われ、哲学、自然、宇宙、占いなど内容は多様であって、今も解読されていない部分もある。

第二節　我が生命は日常行動で決定される

益軒はこうした養生のための行動「行」は特別な機会に行われることではなく、日常の生活そのものであることを強調する。そうした日常的な持続性は「勤勉」という態度によって表現される。「元気」の循環のためにも心のコントロールに従って、身体は停滞なく適度に活動しているべきであるという主張である。持続的な活動の必要性は第17項目（巻第一の17）でも、「身体は日々少づつ労動すべし。久しく安坐すべからず。毎日飯後《はんご》に、必ず庭圃《ていほ》の内《うち》数百足しづかに歩行すべし。雨中には室屋《しつおく》の内を、幾度も徐行《じょこう》すべし」と説かれているところである。第24項目（巻第一の24）にも次のようにある。

巻第一の24「勤勉即養生の術」

養生の術は、つとむべき事をよくつとめて、身をうごかし、気をめぐらすをよしとす。つとむべき事をつとめずして、臥《ふ》す事をこのみ、身をやすめ、おこたりて動かさゞるは、甚《はなはだ》養生に害あり。久しく安坐し、身をうごかさゞれば、元気めぐらず、食気とゞこほりて、病おこる。ことにふす事をこのみ、ねぶり多きをいむ。食後には必《かならず》数百歩歩行して、気をめぐらし、食を消すべし。ねぶりふすべからず。父母につかへて力をつくし、君につかへてまめやかにつとめ、朝は早くおき、夕はおそくいね、四民ともに我が家事をよくつとめておこたらず。士《さぶらい》となれる人は、いとけなき時より書をよみ、手を習ひ、礼楽《れいがく》をまなび、弓を射《い》、馬にのり、武芸をならひて身をうごかすべし。農工商《のうこうしょう》は、各其家のことわざをおこたらずして、朝夕よくつとむべし。婦女はとに内に居て、気鬱滞《うったい》しやすく、病生じやすければ、わざをつとめて、身を労動すべし。富貴の女《むすめ》も、おや、しうと、夫《おっと》によくつかへてやしなひ、おりぬひ、うみつむぎ、食品をよく調《ととのえ》るを以《もって》、職分として、子をよくそだて、つねに安坐すべからず。かけまくもかたじけなき天照皇大神も、みづから神の御服《みぞ》をおらせたまひ、其御妹稚日女尊《わかひるめのみこと》も、斎機殿《いみはたどの》にまし〳〵て、神の御服《みぞ》をおらせ給ふ事、日本紀に見えたれば、今の婦女も皆かゝる女のわざをつとむべき事にこそ侍《はべ》れ。四民ともに家業をよくつとむるは、皆是《これ》養生の道なり。つとむべき事をつとめず、久しく安坐し、ねぶり臥す事をこのむ。是《これ》大に養生に害あり。かくの如くなれば、病おほくして短命なり。戒むべし。

よく勤めて、身体を動かし、気をめぐらすことが大事であると言う。これが勤勉即養生の術の大前提だと説いているのである。安坐してばかりで身を動かさないと、身体をも通貫している「元気」が循環しないで食欲もなくなり病気になる。食べた後は数百歩歩いて気をめぐらし、食べたものを消化させることである。すぐに眠ってはいけない。

巻第一の13でも睡眠の過剰が元気を停滞させると説いていたが、それへの方策として、朝は早く起き、夜は遅く寝て、自分の家業をよく努めなければならない、と語るのはいわば人生訓としての人々全般への必然的なアドバイスであろう。そうしてそれぞれの「家業」に励むことを奨めている。武士は、幼時から読書、習字、礼楽を学び、弓を射、馬に乗り、武芸一般を習練して身体を動かすべきで、農・工・商の人びとは、朝となく夜となく努力しなければならない。婦女は家庭にこもりがちであるが、仕事に努め身を動かすべきである。特に富貴《ふっき》の娘でも、親・姑・夫によく仕え、織物や針仕事、糸をつむぐことから料理まで、すべて自分の職分と心得て、また子供をよく育てることに努め、同じところに安坐していてはいけない。

要するに、四民ともども己を磨き家業に励むことは、みな養生の道であることを強調しているのである。全身全霊で養生の要義を世間へ伝えようとする益軒の智慧と情熱が溢れている。社会全体の徳育、知育、体育を養成することを目指す「順天応人」(『易経』に由来、順天堂医院名の由来にもなっている)の思想である。

〈参照漢籍〉

『千金要方』 中食後、以手摩腹、行一二百歩、緩緩行。食畢摩腹、能除百病。

『千金要方』 毎食訖、以手摩面及腹、令津液通流。食畢当行歩躑躅。

『黄帝内経』「素問」 久視傷血、久臥傷気、久坐傷肉、久立傷骨、久行傷筋、是謂五労所傷。

『呂氏春秋』「尽数篇」 流水不腐。戸枢不蠹。形気亦然、形不動則精不流。精不流則気鬱。

『類編朱氏集験医方』「養生雑論」 穀気勝元気、其人肥而不寿、元気勝穀気、其人痩而寿。養性之術、常使穀気少、則病不至矣。

『医経溯洄集』「五鬱論」　凡病之起、多由於鬱、鬱者、滞而不通之義、或因所乗而為鬱。或不因所乗而本気所鬱、皆鬱也。

『抱朴子』「内篇」　坐不至久、臥不及疲。

こうした行いは具体的な技法として実践されなければならない。そうした身体技法の中心に存在するのが、「呼吸」（あるいは導引術）である。巻第二の61を見てみよう。

巻第二の61「呼と吸と」

呼吸《こきゅう》は人の鼻《はな》よりつねに出入る息《いき》也。呼《こ》は出る息也。内気をはく也。吸《きゅう》は入る息なり。外気をすふ也。呼吸は人の生気也。呼吸なければ死す。人の腹の気は天地の気と同《おなじ》くして、内外相通ず。人の天地の気の中にあるは、魚の水中にあるが如し。魚の腹中の水も外の水と出入して、同じ人の腹中にある気も天地の気と同じ。されども腹中の気は臓腑《ぞうふ》にありて、ふるくけがる。天地の気は新くして清し。時々鼻《はな》より外気を多く吸入《すいいる》べし。吸入《すいいる》ところの気、腹中に多くたまりたるとき、口中より少《すこし》づつしづかに吐き出すべし。あらく早くはき出すべからず。是ふるくけがれたる気をはき出して、新しき清き気を吸入《すいいる》る也。新《あたらしき》とふるきと、かゆる也《ふ》。是を行なふ時、身を正しく仰ぎ、足をのべふし、目《め》をふさぎ、手をにぎりかため、両足の間、去事《さること》五寸、両ひぢと体との間も、相去事《さる》おのおの五寸なるべし。一日一夜の間、一両度行ふべし。久《ひさしく》してしるしを見るべし。気を安和にして行ふべし。

呼吸とは人間にとって、それなしでは「生」が止まってしまうもの。その役割は何か。どういう重要性を持っているのか。また導引術とは何か。

呼は出る息で、身体の内にある気を吐き出す。吸は入る息であって、外気を吸うことである。益軒は、その核心を衝いて、呼吸はひとの生気であると断じている。呼吸がなくなると死ぬ。ひとの体内にある気は天地の気と同じであって、内外あい通じている。ひとの体内にある気も天地に満ちている気と同じである。ただ、体内の気は古く、よごれている。天地の気は新鮮で清らかである。したがって、ときどき鼻から外気を多く吸いこむとよいのである。

ここで益軒がイメージしているのは空気であり、地球を取り巻く大気のことであろう。そしてここでは、その大気の取り込み方から吐き出し方まで、生命の維持、また、生命力の強化と養生のため、循環のよいあり方を示しているのである。

吸いこんだ気が体内にいっぱいになったならば、口から少しずつ静かに吐き出すこと。荒々しく速く吐き出してはいけない。新しい気と古い気とを慎重に入れ替えるのである。これを実行するときは、上向きに寝て、足をのばし、目を閉じて手をしっかり握り、両足を五寸(約一五センチ)くらい開いて両ひじと体との間隔も同じく五寸くらいになるようにする。これを一昼夜の間に一、二度行う。長期間続けて実行すれば効果が現れるであろうと言う。

これは、現代でも自律神経のはたらきを整えるための呼吸法として、気功、ヨガなどの教室で説かれていることと同様の技法と言える。むしろ、それらの根拠の一つは漢方の養生術に由来する「養生訓」だと言えるだろう。

では、先に少し言及した「導引術」とは何だろうか。導引術は、呼吸法と身体姿勢（動作）、意識をあわせ実施する健康を求める方法である。道学と同様に数千年の歴史があると言われており、流派と作法の種類は数多くある、動物などの模倣から始まったようで、体内呼吸調整と体外の自然環境と交流して、生きるパワーを調整、強化する健康法である。道学に多く含まれている。

〈参照漢籍〉

『古今医統大全』「養生余録（下）之摂生要義」天地虚空中皆気、人身虚空中皆氣。故呼出濁気、身中之気也、吸入清気、天地之気也。人在気中、如魚游水中……冥目握固、両足間相去五寸、両臂与体相去亦各五寸。

さて、巻第二の61に述べられているように「呼吸」は天地をあまねく流れる「気」を個人の身体上で実現する技法である。では、「気」とは単なる空気、酸素と二酸化炭素をその成分とする気体とまったく同一のものをさしているのだろうか。

私たち人間は酸素を取り込み血液によってそれを体内に循環させ、二酸化炭素を排出することによって生体を維持している。「気」とはそうした物質的要素に還元されるだけのものかという問題は、現代人にとっても関心のあることであろう。そこで、ここでは「気」について若干整理しておきたい。

「気」の文字は「甲骨文」や青銅器の表面に鋳込まれたり刻まれたりした文字である「金文」などには見られない。「気」は無色で固定した形状を持たず流動的で、世界に充満している。世界全体を流れ、口や鼻から出入りして生物の体内にも流れており、生命の力をもたらす。「気」をどう捉えるかについて整理すると次のような特徴が挙げられるだろう。

一、細胞の代謝のために必須な物質。生命体の基本特徴は、生きているあいだ各細胞は更新されていることである。この更新を支えるシステムは血液が血管を通して循環しながら、栄養、酸素、微量元素など必須な物質を補充し、同時に老化した細胞などを撤収、体外へ排泄する。

二、自然界には気候、季節の変動があるが、それは太陽（二気のうちの陽）、月（二気のうちの陰）の対応バランスと変化によって起こる。自然界においては風・雲などの現象となり、この空気の変動は人体内の「気」にも通じ、交流、融合、影響することになる。

三、訓練と意識的な調整により体内エネルギーを整えたり、特殊な生命生理現象に変化させる可能性もある。例えば一定の期間を不眠不休でも生きられる、打撃力、抗打撃力、耐熱、耐寒力の増強、超視力、聴力、味覚、記憶力、計算能力の養成、特殊な察知能力、血圧の変動、肢体の一部に変形する、させるなどが検証された。この体内にある生命力の調整、訓練というのは、「気」の調整と訓練と言われる。

本質的には万物を生成する力を持っているとともに、生物の生命力の根源ともなっているのがこの「気」である。こうした観念は漢代にはほぼ常識化していたとされる。そうした観念は芸術理論にも応用される。(2)

初期の例として『国語』(『春秋外伝』、戦国時代に成立か)の周代の記録である「周語上」には伯陽父が西周の滅亡を予言したことを記録している部分がある。

周将亡矣。夫天地之気、不失其序、若過其序、民乱之也。(3)

(周は亡びるでしょう。天地の気は、その秩序を失わないものです。もしも、その秩序を過つことがあるとしたら、それは人が乱したのです)

ここでは「天地の気」つまり雲や風、水といった自然界の現象や天変地異と人間の行動や政治の関係が説かれている。

こうして「気」は、古代中国の思想において、人間存在と自然、物質と精神を統一的に説明しようとするもっとも重要な概念であったが、フランソワ・ジュリアンは、

あらゆる実在の根源には、同一の生気がある。それは、実在に内在し、それを活性化するエネルギーであって、たえず循環し凝集し、循環することで事物を現実に存在させ、凝集することで実

在に恒常性を与える。私という固有の存在を直感的に感じるように、私の周りに広がる風景も、この地下を循環する気によって絶えず潤いを与えられている[4]

と要約している。それは生気であって実在を活性化するエネルギーであるという。それは静態的な物質というよりなにか生命を生命たらしめる動態的なものを孕んでいるのである。つまり天地自然の根本原理は人間の原理とも共通しているという認識である。

人間は天地の「気」のただ中に存在しているのであり、お互いに影響しながら共存している。それを無視しては養生などありえない。このことが、人間存在が「三才」の一部であることの意味である（三才についての記述は第25項目に「人の身は天地とならんで三才とす」と見える）。

第101項目（巻第二の61）では水を体の中に湛え、水の中に暮らす魚の例で平易に説いている。人間は「気」の中に生きている、人間体内にも「気」がある。体外の「気」は体内に影響し、体内の「気」は体外の「気」と交換されることで生命が維持される。体外の「気」を支配しているのが自然であり、人体内の「気」を把握支配するのは人間自身である。呼吸することは、自然的生理的現象で無意識の行動だが、意識、心の思い、思の力によって自然な呼吸に大きな影響がでる。例えば緊張するとき、激動するとき、怒るときの呼吸に変化があるのと同じ。

古代中国の導引術は「気」を把握、支配する訓練方法、生命力を強化する方法である。一般的に現代では「気功」と呼ぶ[5]。これに続いて第102項目（巻第二の62）、103項目（巻第二の63）、104項目（巻第二の64）でも「気」の重要性、特に人間の身体・精神と切り離せない連環が強調される。

日本でも外界の現象と人間精神を類比的に捉える表現はたくさんある。例えば、天気、地気、湿気、気象、陽気、陰気、空気、大気、電気などに対して人体内の「気」としては、気分、元気、病気、気力、活気、気心、気質、気品、気韻、人気、色気、勇気、強気、弱気、気配、やる気、気さくなど。ほかにも、「気をつけて」「気づく」「気がする」「気がある」「気が合う」「気にしない」「気が多い」「気が短い」「気が重い」「気に入る」「気を落とす」「気が強い」「気が散る」「気がきく」「気が変わる」などなど、それこそ「気が遠くなる」ほどたくさんある。(6)

また、第四章にも挙げたが、「心」の安寧のための「言葉」と「気」の関連性も重要である。第29項目（巻第一の29）に「多く言語すれば、必気へりて、又、気のぼる。甚元気をそこなふ」とあるように、言葉を多く発することによって気が減ったり、気が昇華したりしてしまい、それにしたがって「行」が変化し、天地自然世界も影響を受け、それは心に還流し、自らの養生に影響してくるのである。明代の洪基《こうき》（生没年不詳）の『摂生総要』「摂生」篇にも、「言之簡黙者寿」（言葉が簡潔、饒舌ではない者は長寿になる＝筆者意訳）とある。言葉を惜しむ思想が、一貫して流れているのがわかる。古来、多言は「気」を乱し、損ない、自分の「行」にも、人との関係にも悪影響を与えると考えられてきたのだろう。

第三節　「ほどほど」の重要性

多言を避けるべしとの思想にも通底することだが、益軒は生活態度、言い換えれば「行」の価値を判断する基準として、第一節で挙げた「過剰」または過度への戒めを「ほどほど」という視点から把握している。どんなに良い習慣や行動であっても「ほどほど」という適切な程度を超えると害になる。または程度が足りなければ効果は不十分となってしまう。

この「ほどほど」の重視は、先述した自然の原理に対する尊敬の念「畏」という感情によって生まれる「慎み」の心が、具体的に生活のなかで展開したものであるとも言えるだろう。

たとえば第80項目（巻第二の40）では飲酒について、「少《すこし》のんで不足なるは、楽みて後のうれひなし」と述べている。これは「酒を飲み過ぎると楽しみは残らない。しかしまだ飲めるのに飲み足りないままにしておけば次の楽しみも期待できる」という意味に解することができるだろう。さらに後半の「花十分に開けば、盛過《さかりすぎ》て精神なく、やがてちりやすし」を読み合わせると、飲酒だけでなく物事が完全に展開してしまえば「精神なく」、つまり「思」「行」が展開してゆく勢いを失ってしまい、終息を招いてしまうということを暗示しているだろう。その意味では貝原益軒は、引用に挙げた明代の洪応明（生没年不詳）『菜根譚』の「花看半開、酒飲微酔」という中庸の思想を独自に展開しているのだとも言える。

巻第二の40「酒は微酔、花は半開」
　万《よろず》の事十分に満《みち》て、其上にくはへがたきは、うれひの本なり。古人の曰《いわく》、酒は微酔《びすい》にのみ、花は半開に見る。此言《げん》むべなるかな。酒十分にのめばやぶらる。少《すこし》のんで不足なるは、楽みて後のうれひなし。花十分に開けば、盛過《さかりすぎ》て精神なく、やがてちりやすし。花のいまだひらかざるが盛《さかり》なりと、古人いへり。

「酒は微酔、花は半開」。これは養生という観点からの究極の行動哲学でもあり、また人間存在の美学とも言えるだろう。十分に満たされて、その上に何もつけくわえることができなくなった状態は心配、苦悩の始まりだと言う。酒を十分に飲んだとき楽しみはすでに尽くされ、次にやって来るのは身体的苦痛であり、また自己嫌悪の思いであろう。まだもの足りないくらいが楽しみもあって心配もない。花が満開してしまうと、盛りが過ぎて花心がなくなり、まもなく散ってしまう。花も半開のときが盛りであると言うのである。
　ここで重要なのは、快楽や欲望を伴ったさまざまな行動の程度を「思」によってコントロールできなければ、これも台無しになってしまうということである。こうした「思」と「行」の主従関係としての深い結びつきを重視するのが『養生訓』の基本的な態度であると言えよう。そのためには自らを見極めることができなければならない。

巻第二の31「みずからの力量を知る」

万《よろず》の事、皆わがちからをはかるべし。ちからの及ばざるを、しゐて、其わざをなせば、気へりて病《ひ》を生ず。分外をつとむべからず。

みずからの力量を知る　何をするにしてもまず自分の力量を測ってからすべきである。力が及ばないのに無理をしてその業をすると、「気」が減って病気になる。力量にすぎたことをしてはいけない。過量ではないし不足でもないことを最善とするこの価値観、「ほどほどの哲学」と言うべきものの体現が生活する中では賢明であると評価されている。

〈参照漢籍〉

『抱朴子』「内篇」　力所不勝、而強挙之、傷也。

『千金要方』　養生之道、常欲小労、但莫大疲及所不能堪耳。

『保生要録』「調肢体門」　養生之人欲血脈常行、如水之流。坐不欲至倦、行不欲至労。頻行不已、然宜稍緩、即是小労之術也。

参照漢籍として掲げた普代の葛洪《かっこう》（二八三頃〜三四三年頃）による『抱朴子』の「力所不勝、而強挙之、傷也」のように、中庸を重んじる儒学的な態度の影響も認められる。そして、そうした態度こそが宋代の蒲虔貫（生没年不詳）『保生要録』「調肢体門」にある「血脈常行、如水之流」（血気は常に水の流れのように滞りのないように保たれている）という状態につながるのである。

ちなみに、儒学には基本思想を示した経典として『論語』『孟子』『大学』『中庸』の四書があり、中庸の「中」は、偏らないこと、「庸」は普通であること。儒学の倫理規範の最高概念である中庸には「その場における最善の選択」という意味も込められている。

第四節　禁忌とされる事項

こうした「行」のなかで、何事にも「過剰・過度」を戒める以外にも、先述した「「元気」を滞らせること」を避けるために、禁止されるべき態度が指摘されている。それはまず「怒る」こと（忿）である。まず一般的な戒めとして、第9項目（巻第一の9）がある。

巻第一の9「心気を養う養生術」

養生の術は先《まず》心気を養ふべし。心を和《やわらか》にし、気を平《たい》らかにし、いかりと慾とをおさへ、うれひ、思ひ、をすくなくし、心をくるしめず、気をそこなはず。是《これ》心気を養ふ要道なり。

心気を養う道として怒りと欲を抑えること、憂い、考え事や心配を少なくすべしと言うのである。

また、第89項目（巻第二の49）では、以下のように述べられる。

巻第二の49「七情と養生」

七情は喜《き》怒《ど》哀《あい》楽《らく》愛《あい》悪《お》慾《よく》也。医家にては、喜《き》怒《ど》優《ゆう》思《し》非《ひ》恐《きよう》驚《きよう》と云《いう》。又、六慾あり。耳《じ》目《もく》口《こう》鼻《び》身《しん》意《い》の慾也。七情の内、怒《ど》と慾との二、尤《もつとも》徳をやぶり、生をそこなふ。忿《いかり》を懲《こら》し、慾を窒《ふさ》ぐは易《えき》の戒《いましめ》なり。忿《いかり》は陽《よう》に属《ぞく》す。火のもゆるが如し。人の心を乱し、元気をそこなふは忿《いかり》なり。おさえ《へ》て忍ぶべし。

七種類の情動のうち特に怒と欲を抑えることが強調されている。さらに第429項目（巻第八の7）では、老年期における感情のコントロールについての注意が説かれる。

巻第八の7「気を惜しむ」

老ては気すくなし。気をへらす事をいむべし。第一、いかるべからず。うれひ、かなしみ、なき、なげくべからず。喪葬《そうそう》の事にあづからしむべからず。死をとぶらふべからず。思ひを過《すご》すべからず。尤《もつとも》多言をいむ。口、はやく物云《いう》べからず。高く物いひ、高くわらひ、高くうたふべからず。道を遠く行《ゆく》べからず。道をはやく行《ゆく》べからず。重き物をあぐべからず。是皆、気をへらさずして、気をお《を》しむなり。

老いると気が少なくなると言っている。何が気を減らすのか。それは怒ること、憂い、悲しみ、泣き、歎くこと、また思料を過ごすこと。それらを控えなければならない。身体面では、多くを話すこと、遠い道を歩くこと、また早足で道を歩くこと、重いものを持つことなどを避け、「気」を惜しむべきである。

〈参照漢籍〉

『寿世保元』薄滋味、省思慮、節嗜欲、戒喜怒、惜元気、簡言語、軽得失、破憂沮。

『寿親養老新書』「巻一」凡喪葬凶禍不可令吊、疾病危困不可令驚、悲哀憂愁不可令人預報。

『千金翼方』常念信、無念欺。養老之道、無作博戯強用気力、無挙重、無疾行、無喜怒、無極視、無極聴、無大用意、無大思慮、無籲嗟、無叫喚、無吟吃、無歌嘯、無啼、無悲愁、無哀慟、無慶吊、接対賓客、無預局席、無飲興。能如此者、可無病長寿。斯必不惑也。

これ以外にも怒った状態で、飲食をしたり（第210項目＝巻第四の28）、性交をしたりすることも戒めている（第249項目〔巻第四の67〕）。また「激怒すること」に加え、「考えすぎること（思料過度）」「口数を増やすこと」「欲をほしいままに行うこと」が禁忌される行為である。この注意が集約されているのが第98項目（巻第二の58）であろう。

巻第二の58「養生の四要」

養生の四要は、暴怒《ぼうど》をさり、思慮《しりよ》をすくなくし、言語をすくなくし、嗜慾《しよく》をすくなくすべし。

〈参照漢籍〉

『養生四要』寡欲、慎動、法時、却疾。

『千金要方』「巻二七」少思、少念、少欲、少事、少語、少笑、少愁、少楽、少喜、少怒、少好、少悪行、此十二少、養生之都契也。

ほかに第87項目（巻第二の47）でも『素問』に言及して、怒れば気が上り、喜べば気が緩まり、悲しめば気が消え、恐れれば気が巡らないなど、気を阻害することが一つ一つ細かく挙げられている。そしてすべての病気はみな「気」から生ずると結論づける。一にも二にも「気」を養う道は、「気」を減らさないことと循環をよくすることという思想が繰り返されている。

巻第二の47「気から百病生ず」

素問《そもん》に、怒《いか》れば気上《のぼ》る。喜《よろこ》べば気緩《ゆる》まる。悲《かなし》めば気消ゆ。恐《おそ》るれば気めぐらず。寒《さむ》ければ気とづ。暑《あつ》ければ気泄《も》る。驚《おどろ》けば気乱る。労《ろう》すれば気へる。思へば気結《むすぼお》るといへり。百病は皆気より生ず。病とは気やむ也。故に養生の道は気を調《ととのう》るにあり。調ふるは気を和らぎ、平《たいらか》にする也。凡《およそ》気を養ふの道は、気をへらさゞると、ふさがざるにあり。気を和らげ、平《たいらか》にすれば、此二《ふたつ》のうれひなし。

〈参照漢籍〉

『黄帝内経』「素問」　余知百病生於気也。怒則気上、喜則気緩、悲則気消、恐則気下、寒則気収、炅則気泄、驚則気乱、労則気耗、思則気結。

それは第二節で挙げた呼吸への配慮の根拠ともなっていた「気」への配慮である。これもまた『黄帝内経』などの道学的な影響が強いと考えられるが、上記本文に、「病とは気やむ也。故に養生の道は気を調るにあり。調ふるは気を和らぎ、平にする也」とある通り、その意味で養生思想の根幹は、「気への配慮」であると総括することもできるであろう。これは自然の根本原理である「気」と人間身体を一致させるという意味でもある。

さて、ここまで本章で論じてきたことをまとめてみる。

「行」においては、日常の生活そのものであることが強調される。その持続性は「勤勉」という態度によって表現され、そうした生活態度において重要なのは、自然の原理に対する尊敬の念、「畏」という感情を持つことである。これによって生まれる「慎み」の心が具体的に展開されたのが、「行」の価値を判断する基準「ほどほど」という視点である。どんなよい習慣や行動であっても「ほどほど」という適切な程度を超えると害になる。特に禁忌となるのは「激しく怒ること」「考えすぎること」「口数を増やすこと」「欲をほしいままに行うこと」といった感情である。

こうした生活態度、実践ひいては養生思想を根底から支えているのは、自然の原理と人間身体・精神の原理を統一的に考える「気」への配慮である。

（1）島田虔次『朱子学と陽明学』岩波新書、一九六七年。
（2）井垣清明・石田肇・伊藤文生・澤田雅弘・鈴木晴彦・高城弘一・土屋昌明編著『書の総合事典』柏書房、二〇一〇年、伊藤文生による。
（3）大野峻『国語　上』（新釈漢文大系66）明治書院、一九七五年。
（4）フランソワ・ジュリアン／中島隆博訳『勢　効力の歴史』知泉書館、二〇〇四年。
（5）謝心範『真・養生学』広葉書林、一九九七年。
（6）立川昭二『養生訓に学ぶ』ＰＨＰ研究所、二〇〇一年。

第六章 「食」の視点から読む『養生訓』

第一節　我が生命は食によって決まる

本章では「思」「行」に続き、「食」の視点から、『養生訓』におけるさまざまな養生文化への理解を考察する。

「食」に関連するのは四七六項目のうち二二一項目（うち本文に明示されているもの一四二項目、現代語訳文に示されているもの二項目、内容による筆者の推定六〇項目、『頤生輯要』により特定できるもの二項目、特定できないもの一五項目）あり、全体四七六項目のうちの半分近くを占めている。

これまで述べた通り、本書の「食」の概念と範疇は、飲食品、嗜好品、医薬品などを口からだけでなく皮膚、鼻から、さらに注射などを通して体内に取り入れるすべての物質とその摂取方法が対象となっている。こうした意味でも『養生訓』の「食」観念も同様に中国の養生文化の「食」に対する概念「医食同源・薬食同源」に基づいていることが注目される。

医食同源とは「病気の治療も普段の食事も、ともに人間の生命を養い健康を維持するためのもので、その源は同じであるとする考え方」（『大辞林』）のことであるが、ただし、「医食同源」という言葉の起源についてはあまりはっきりしていない。ちなみに『世界大百科事典』の「医食同源」の説明として「薬と食物の源は同じであるという考え方を示すが、この食療法は、戦国期の成立とされる『山海経《せんがいきょう》』の記載に散見でき、また『黄帝内経』によれば、酸、苦、甘、辛、鹹《かん》の五味の調和ある摂取によって健康が保たれるとされる」とある。

いずれにせよ、中国には古来、薬と食の原料は同じで自然の植物、動物、鉱産物という認識があって、同じ材料でも配合、加工方法、使い方によって効果効能が変わる。たとえば、茶葉は加工方法（新鮮なまま、乾燥、半発酵、全発酵）により質が変わり効果が変わるし、調理法によっては食用となる。また、真珠は粉にすると精神を安定させる効果（薬効）が出るし、スッポンは料理として供される一方で他の漢方と混ぜて疲労回復、強精、美容増進のために摂取されることもある。

『養生訓』では、第224項目（巻第四の42）に「薬と食物とのおそれいむは、自然の理なり」と薬と食物が類比的に捉えられているだけでなく、第222（巻第四の40）項目には食を薬として用いることについて次のように書かれている。ただし、食は生命維持に必須だが、薬は「やむ事を得ざる時の事」であり、食の役割を強化する補助的な手段であるという差異はある。

巻第四の40「食医の官」

いにしへ、もろこしに食医の官あり。食養によつて百病を治すと云《いう》。今とても食養なくんばあるべからず。殊《ことに》老人は脾胃《ひい》よはし《わ》。尤《もつとも》食養宜しかるべし。薬を用《もちう》るは、やむ事を得ざる時の事也。

古代の中国に食医という官があって、食事による養生法によって百病に対応するというのである。「食養」とはどういうことだろうか。そして「脾胃」とは何を指しているのであろうか。「食養」とは食養生のこと。要するに「食」によって摂取する栄養を調整しながら、病気の予防を図ることである。また「脾胃」とは、要するに消化システムのことだが、漢方で言われる五臓六腑の捉え方から来ている。臓は実体がある臓器、腑は内面が空洞、収納性がある臓器を指している。また腹部を上、中、下に分ける。上焦―上腹部（胃、肝、胆、膵臓、十二指腸、横隔膜）、中焦―中腹部（小腸、大腸）、下焦―下腹部（大腸、盲腸、結腸、直腸、膀胱、前立腺、女性生殖器）と分け、腹部全体を三焦と称し、取り込んだ食品などの栄養の収納、消化、吸収、排泄に働くエリアを意味している。

ここでは、消化システムのための食事法を説いているのである。とくに老人は脾胃が弱い（消化する能力が弱い）ので、食養生がもっともよいことになる。

その脾胃によいものとして、第154項目（巻第三の46）では一一種類の食べ方を挙げている。すなわち、温かいもの、やわらかいもの、よく熟したもの、粘らないもの、薄味でかるいもの、煮たてのもの、清潔なもの、新鮮なもの、香りのよいもの、成分のよいもの、味のかたよらないもの、である。一方で脾胃によくないものとしては、第155項目（巻第三の47）で一三種類を挙げている。すなわち、生もの、冷たいもの、堅いもの、粘っこいもの、不潔なもの、くさいもの、生煮えのもの、煮すぎて香りをなくしたもの、煮てひさしくおいたもの、果実の未熟なもの、古くなって味をなくしたもの、五味のかたよったもの、脂肪が多くてくどいもの、である。

現代の医学的・衛生学的観点からみれば当たり前に思われるものも挙げられているが、養生方法としてきちんと掲げられていることで、大いに庶民の役に立ったことであろう。

そうした養生をしたうえで、最終的に薬の使用はやむをえないときだけに限るがよいとしているのである。

〈参照漢籍〉

『山海経』　神農嘗百草之滋味、水泉之甘苦、令民知所避就。

『周礼』「天官」　食医中士二人、掌和王之六食、六飲、六膳、六羞、百醬、八珍之斉。

『千金要方』「千金食治」　凡欲治療、先以食療、即食療不愈、後乃薬爾。

さて、益軒は養生の要として「食」と「睡眠」を挙げている。最も典型的なのは第109項目（巻第三の1）である。「食」は生存するための最も根本的な基盤である。したがって、消化器官である「脾胃」の機能を守ることが養生の第一要務である。しかしこれも過剰になっては有害となる。

巻第三の1「元気は生命のもと、飲食はその養い」

人の身は元気を天地にうけて生ずれ共、飲食《いんしょく》の養《やしない》なければ、元気うゑて命をたもちがたし。元気は生命の本《もと》也。飲食は生命の養《やしない》也。此故に、飲食の養は人生日用専一《せんいつ》の補《おぎない》にて、半日もかきがたし。然れ共、飲食は人の大欲にして、口腹の好む処也。其このめるにまかせ、ほしゐ《い》まゝにすれば、節に過《すぎ》て必《かならず》脾胃《ひい》をやぶり、諸病を生じ、命を失なふ。五臓《ごぞう》の初《はじめ》て生ずるは、腎《じん》を以《もって》本とす。生じて後は脾胃《ひい》を以《もって》五臓の本とす。飲食すれば、脾胃まづ是《これ》をうけて消化し、其精《せい》液《えき》を臓腑《ぞうふ》におくる。臓腑《ぞうふ》の脾胃の養をうくる事、草木の土気によりて生長するが如し。是を以《もって》養生の道は、先《まず》脾胃を調《ととのう》るを要とす。脾胃を調るは、人身第一の保養也。古人も飲食を節にして、その身を養ふといへり。

「元気」とは何だろうか。これまでも述べてきたように「気」は世界の諸現象を成り立たせている存在原理で、客観世界から人間の身体を一貫して流れているものと考えられるが、その根源的な「気」が「元気」と呼ばれ、生命の本源とも考えられるようになった。そして飲食の養分がないと、元気は枯渇し生命をたもつことはできない(1)。

では、「元気」を養うためには飲食の量をどこまでも増やしていけばいいのかといえば、そうではないというのが『養生訓』の考え方である。飲食は人間の大欲であって、口や腹が好むところである。度を越してしまえば脾胃を傷つけて諸病をひき起こし、命を失うことになる。大欲は気の正しい流れを阻むものと考えられるのであろう。

ここまで来て、益軒は、五臓の構造について説く。五臓が生ずるのは腎からである、と言うのである。そしてその後は脾胃が中心になると言う。そうして飲食すると脾胃がこれを受けて消化し、その養液を臓腑に送り出す。臓腑が脾胃に養われることは、草木が土気によって成長するようなものであると説かれる。

このような臓腑の役割構造はどのような思想に由来するのだろうか。漢方の見方では、人間には生まれつきの「気」があり、これを先天の気と言い、先天からの元気であって、成長、体質に大きな影響力を持つ。それは腎臓に保管されていると言われている。対して後天の成長にはパワーが必要とされる。後天の気と言うが、漢方世界、あるいは日常習慣的には元気と言われるのがこれである。成長する基であり、先天の気と一緒に腎臓に保管されている。また、腹部ヘソの下数センチ、「関元」というツボ周辺に保存されていると言われる。

先天の気と後天の気はともに目に見えるものではないが、漢方の脈診「切脈」で診察、区別、判断ができる。脈像により先天の気、後天の気の状態、流れ、程度、傾向などメッセージが現れるのである。

養生の道において、脾胃を調整することは人身における第一の保養である。後天の気は飲食五味に由来することから、要するに「適度の飲食」が脾胃の調整のために必要なことなのである。

〈参照漢籍〉

『千金要方』　不知食宜者、不足以存生也。

『黄帝内経』「霊枢」　食飲者、熱無灼灼、寒無滄滄。寒温中適、故気将持、乃不致邪僻也。

『黄帝内経』「素問」　天食人以五気、地食人以五味。

『医説』「食忌」　飲食以時、饑飽得中、水穀変化、沖気和融、精血以生、栄衛以行、腑臓調平、神志安寧、正気充実於内、元真通会於外、内外邪診莫之能幹、一切疾患無従而作也。

さて、ここで「食」の中国文化における独自のそして多様な意味について考えてみよう。前漢の司馬遷（前一四五頃〜前八六年頃）『史記』「酈生陸賈列伝」の中に、次の言葉がある。

王者以民人為天、而民人以食為天
（統制者は人民を最も大事にする、人民は食を最も大事にする）

「王にとっては民が天であり、民にとっては食が天である」というのであるが、この言葉は中国の食文化の特徴を象徴するものとして人口に膾炙《かいしゃ》している。また『書経』（『尚書』、成立年代不明）「洪範」篇にも同様の表現があり、さらに『書経』には「八政」という表現も見られる。これは食・貨・祀・司空・司徒・司寇・賓・師の八項目（「一曰食、二曰貨、三曰祀、四曰司空、五曰司徒、六曰司寇、七曰賓、八曰師」）で、つまり食料、財貨、祭祀、土木、教育、刑罰、賓礼、軍備のことである。この八つの項目は政治家として、国の統治者として管理を行わなければならないものであって、そのなかでも最も重要なこととして「食」が位置づけられている。

これは王として国家を経営する際に最も根本となる規則が「食」つまり（農業によって）人民を養うことにあるという認識である。「而民人以食為天」とも共通する認識であると考えていいだろう。

第一に人類の歴史上、狩猟民族であれ、農耕民族であれ、生存し、世代が継続するために何よりも優先するのが「食」であることは論を俟《ま》たない。まず基本的には肉（タンパク質）、ないしは穀物の獲得が必須である。

第二に「食」の質や量は生命の質に直結する。人類進化の過程においては、行動と実践を通じて食料に対する認識が深化していったことであろう。さまざまな経験と試行錯誤を重ねて、食料の内容、質、部位（動物、植物とも食べられる部位や効果が違う）、数量などにより、「食」には生命維持だけでなく、身体の特定の部分に対する補強、癒やしなどの特殊な効果があることがわかってきたのである。水を飲むと渇いた喉が潤されるといった単純な経験から、同じ液体である動物の血やミルクを飲むと、体力の回復や増強効果、怪我からの回復促進効果もあるといったことが認識された。脂肪系は蓄えられた分を消費することにより飢餓を生き延びる効果があるなど、こうした認識は長い時間をかけてできていったのであろう。本節のタイトル「我が生命は食によって決まる」はこの二つの意味を表現している。

一方で、筆者は中国の「食」についてのもう一つの含意を読み取ることができると考える。それは個々の人間の生命にとってだけではなく、「食」の重視＝養生思想は社会の維持にとっても大きな意味を持つ、ということである。この観点は、第四章で言及した、『荘子』「養生主」の「庖丁解牛」の故事と関連している。つまり、故事では、庖丁の牛の解体を見た王が養生の真意を理解するという結果になっているが、そこに含まれた寓意は、単に一個人の長生という意味を超えて、理想的な為政とは民衆が活き活きと生活できるような政策をとることであり、そうすることによって結果的に長く国を治めることができるというものであった。

「庖丁解牛」を政治理論として読むことができるように、国家経営の要諦を暗示している「而民人以食為天」も一種の政治理論として読むことができるであろう。こうして養生思想は政治理論としても理解できるのであるが、こうした理論が『養生訓』に明示的に述べられているわけではない。しかし貝原益軒が朱子学の社会思想としての側面も読み込んで、こうした項目を述べているとは言えるかもしれない。

朱子学では、たとえば人間の存在について、他者との協同関係の中で調和ある社会秩序をつくりあげていく能力が先天的・本来的なものとして賦与されているとする。つまり、どんな人も身体性に発する自己中心化への志向とともに、調和ある社会を実現していく志向を心内にもち、両者が葛藤しているのである。これが人の生きる姿であり、そこで社会調和を実現していく後者の志向を発揮させるべく心を制御していかなければならないと考えていたとされるが、こうした面に朱子学の徒であった益軒が注意していなかったとは考えられないからである。

第二節　効果を左右する条件

前述したように、養生における「食」はその質が重要である。「食」が一般的に人間生命を維持する必須の物質であり行為であり、「薬」は身体の異常を修復・治療する補助手段であるという違いはあるものの、第一節の冒頭に記したように、貝原益軒の基本的な「食」への考え方は中国の養生思想の大きな特徴である「薬食同源」を基礎としている。(2) ただし養生の観点からは、薬より「食」のほうがより重要である。食品は生命にとって不可欠であるが、薬は必ずしもそうではない。

薬は身体異常が発生した場合、この異常現象を解消するために使用する、あるいは異常が発生する可能性がある場合、特殊な薬品を使って予防する（たとえば伝染病と予防注射の関係）。つまり、一般論として薬品は一時的に使用するべきものであり、食品とは目的、役割が異なる。生命力の良い状態や免疫力を維持、調整するためには「食」が必要で、替わりのものはない。

その「食」の効果をどのように見極めればよいのかが生活のなかで重要になってくる。大きく三つに整理することができる。食材の選択（何を食べるべきか）、その製造方法（どのように作られているか）或いは加工法（どのように調理するか）、そして使い方（どのように食べるか）である。この三つの条件を適正に整えないと、ある食品がかえって害となることすらある。

まず食材の選択について。これにはいくつかの基準があり、まず季節に合わせることが重要である。いつ何を食べるべきかについては第118項目（巻第三の10。食物の選択について）、138項目（巻第三の30。中年と食事について）、140項目（巻第三の32。好物を少量とること）、170項目（巻第三の62。冷たいものをさけること）、189項目（巻第四の7。食物の陰と陽について）、190項目（巻第四の8。陰の食物）、191項目（巻第四の9。瓜を食べるときについて）、192項目（巻第四の10。火毒について）、203項目（巻第四の21。生姜と眼病について）、216項目（巻第四の34。労働と多食について）などに述べられている。

巻第三の20「食べてはいけない食物」

飯のすゑ《え》り、魚のあざれ、肉のやぶれたる、色のあしき物、臭《か》のあしき物、にえばなをうしなへる物くらはず。朝夕の食時にあらずんばくらふべからず。又、早くしていまだ熟せず、或《あるいは》いまだ生ぜざる物根《もののね》をほりとりてめだちをくらふの類、又、時過《すぎ》てさかりを失へる物、皆、時ならざる物也。くらふべからず。是《これ》論語にのする処《ところ》、聖人の食し給はざる物なり。聖人身を慎み給ふ、養生の一事なり。法とすべし。又、肉は多けれども、飯の気にかたしめずといへり。肉を多く食ふべからず。食は飯を本とす。何の食も飯より多かるべからず。

食べてはいけない食物がいくつも挙げられている。饐《す》えた臭いのする飯や古い魚、ふやけた肉、また色の悪いものや調理後長く時間のたったものなど、鮮度を問題としており、それは私たちの視覚や味覚・嗅覚などの五感を通じてまず感知できるものであろう。これら避けたいものが挙げられる一方、朝夕の食事のほかに間食することがきわめてわるいと述べている。ただ、現代社会においては間食のもつ気分転換や休憩的な役割も認めなければならないだろう。

さらに「時ならざる物」の摂取を戒めていることは、人間にとっての飲食がやはり天地という自然世界の動きと同期すること、言い換えれば「気」の流れを滞らせないことを重視していることの具体的表現と解釈できるかもしれない。『論語』にもある言葉として、その思想的根拠を示している。また肉は多く食べても「飯の気」に勝たせないようにとの知恵を紹介しているが、「飯の気」というものを充実させることが養生にとって最も大事なことなのだろう。

〈参照漢籍〉

『論語』「郷党」　食不厭精、膾不厭細。食饐而餲、魚餒而肉敗、不食。色悪、不食。臭悪、不食。失飪、不食。不時、不食。割不正、不食。不得其醬、不食。肉雖多、不使勝食氣。惟酒無量、不及乱。沽酒市脯、不食。不撤薑食、不多食。祭於公、不宿肉。祭肉不出三日。出三日、不食之矣。食不語、寝不言。

食物に関しては、穀物と肉類の重要度の違い、またそれらの摂取と「元気」増減の関係について、次のように述べられている。

巻第三の22「穀類と肉類」

人身は元気《げんき》を本とす。穀の養《やしない》によりて、元気《げんき》生々としてやまず。穀肉を以《もって》元気を助くべし。穀肉を過《すご》して元気をそこなふべからず。元気穀肉にかてば寿《いのちなが》し。穀肉元気に勝てば夭《みじか》し。又古人の言に穀は肉に克《か》つべし。肉は穀にかたしむべからずといへり。

身体の元気、特に後天の気は穀物の養分によって生成されると言う。穀物や肉類をもって元気を助けなければならないとも言っているので、肉類も穀物と同様に重視されているが、前々項を参照し、かつ「穀は肉に克つべし」という言葉から、やはり穀と肉には重要度において差があると見るべきだろう。そしてそれらを食べすぎると元気をそこなうとする記述に垣間見える元気と穀肉との関係は興味深い。穀肉にも「気」があり、それらをうまく取り込めば元気の助けになり命は長くなる一方、穀肉（の「気」）が元気に克つと短命になると言うのである。

「気」という文字はもともと「氣」であるが、「氣」の半分は米であり、そこには「穀物」によって命を支えると考える文化的伝統が表れている。アジア東南部には歴史的に農耕民族が多く、お米を含む「穀物」栽培によって命をつないできた。そこから主食であるという認識や自然を尊重する文化、食習慣、体質（谷物食材の消化能力）が養成されてきたと考えてもいいだろう。

その点では肉食が重要な狩猟民族、遊牧民族とは対照的な文化・価値観あるいは体質が形成されてきたのではないだろうか。益軒は穀物を主食とする日本人が肉を食べても主食にならないように注意を喚起しているのである。もちろん穀物、肉それぞれに利点があるが、適当に取り入れること、適当の基準はできるだけわかりやすく、計りやすく、実行しやすいことが工夫されている。

あるいは、道教的な思想では天地のあいだにあるあらゆる存在が「気」の集結によって生じ、「気」の離散によって滅ぶとされているので(3)、ここでは、穀として集結している「気」と、肉として集結している「気」というものが想定されているのかもしれない。

ちなみに「寿（壽）」とは、祝いの言葉としての意味もあるが、ここでは「久しい、命が長い」の意味で「いのちながし」と読む。これは『呂氏春秋』「尽数」篇などに説かれる道教思想の中心にある認識の一つで、人間は天地自然の運行にしたがった本来的な生き方においては本質的に「寿き」存在である、ということである。こうしたところにも道学思想の影響が見られると言えよう。

〈参照漢籍〉
『黄帝内経』「素問」　五穀為養、五果為助、五畜為益、五菜為充、気味合而服之、以補益精気。
『上神宗皇帝書』　人之寿夭在元気、国之長短在風俗。
『物理論』　穀気勝元気、其人肥而不寿、元気勝穀、其人痩而寿。

加工（調理）方法も重要である。第192項目（巻第四の10。炙餅、炙肉の食べ方）、202項目（巻第四の20。大根、山芋などの食べ方）などに典型的であるが、調理方法についての言及は多く、注目すべきは同じ材料でも食品・薬品ともに処理の方法によって、その食材の効果が変わってしまうということも述べられる。第199項目（巻第四の17）には「豆腐には毒あり」と書かれているが、食べ方によっては害を及ぼさないという。豆腐を固まらせるときに「にがり」を多量に入れ過ぎると毒になることを念頭においてのことだろう。また第225項目（巻第四の43）などには極めて具体的な野菜の調理法が述べられている。

巻第四の10「火毒」

炙餻《あぶりもち》炙肉《あぶりにく》すでに炙《あぶ》りて、又、熱湯に少《すこし》ひたし、火毒を去りて食ふべし。不レ然は津液《しんえき》をかは《わ》かす。又、能喉痺《よくこうひ》を発す。

火で炙った餅や肉は、一度炙ったあと熱湯にひたしてから食べるのがよいと言うのである。それは「火毒」を取り除くためであると言う。「火毒」というのは、体内の陰陽バランスが崩れ、余計な陽気が膨張した状態を言い、口、舌に炎症が起きたり、喉が腫れ、声がガラガラになる、飲んだり食べたり、話したりするときに咽喉部が痛むなどいろいろな症状が出るとされる。益軒もそうした知識を持って説いているのである。

〈参照漢籍〉

『聖済総録』「咽喉門」論曰、喉痹謂喉裏腫塞痹痛、水漿不得入也。

『石室秘録』「瘡瘍火毒論」瘡瘍之症、皆火毒症也。

『頤生輯要』米麪団餅難剋化、極能傷脾。

『礼記』内則「炮」取豚若将、刲之刳之、実棗於其腹中、編萑以苴之、塗之以墐塗、炮之。塗皆幹、擘之、濯手以摩之、去其皽、為稲粉、糔溲之以為酏、以付豚。煎諸膏、膏必滅之。鉅鑊湯、以小鼎薌脯於其中、使其湯母滅鼎。三日三夜母絶火。而後調之以醯醢。

『楚辞』「招魂」胹鱉炮羔、有柘漿些。

巻第四の20「大根山芋などの食べ方」

萊菔《だいこん》、菘《な》、薯蕷《やまのいも》、芋《いも》、慈姑《くわい》、胡蘿蔔《にんじん》、南瓜《ぼぶら》、大葱白《ひともじのしろね》等の甘き菜は、大に切《きり》て煮食すれば、つかへて気をふさぎ、腹痛す。薄く切《きる》べし。或《あるいは》辛き物をくはへ、又、物により酢《す》を少《すこし》加《くわえ》るもよし。再び煮る事を右に記せり。又、如レ此の物、一時に二三品くらふべからず。又、甘き菜の類、およそつかえ《へ》やすき物、つゞけ食ふべからず。生魚、肥肉、厚味の物つゞけ食ふべからず。

大根、すずな（菘。カブ）、山芋、芋、くわい、人参、南瓜、白ねぎなどの甘い菜は、大きく切って煮て食べると、つかえて気をふさぐと言う。また腹痛を起こすこともあることから薄く切って食べることを奨めている。やはり気の流れが第一に考慮されていると見るべきであろう。また、辛いものをくわえるか、ものによっては酢を少し加えるのもよいとする。

このような調理法は、五味という古来の味分類（酸・鹹・甘・苦・辛）と、そのバランスが「気」を保つという調理の基本的考え方を踏まえて述べられているものと考えられる。すなわちここでは「甘」に加えるのは「辛」「酸」である。また、すべての味は薄くするべきである。

さらに、一時に二、三品を食べないこと、甘い菜類やそのほかつかえやすいもの、生の魚、脂ぎった肉、味の濃いものなども続けて食べないことが留意すべきこととして挙げられている。

〈参照漢籍〉
『本草綱目《ほんぞうこうもく》』張仲景言、薬中有甘草、食菘即令病不除也。

『千金要方』「食治」　生魚食之令人脱気……。
『呂氏春秋』　肥肉厚酒、務以自強、命之曰爛腸之食。
『黄帝内経』「素問」　味厚為陰、薄為陽、厚則泄、薄則通。気薄則発洩、厚則発熱。

一方で、調味方法についての留意点も重要なこととして挙げられている。特に第157項目では塩分と刺激物・酸っぱいものに対する注意が書かれており、現代の栄養学の知見と共通する。古代養生思想、そして三〇〇年前の益軒の『養生訓』の観察の深さを示している。

巻第三の49「三味を少なくする」
塩と酢と辛《から》き物と、此三味を多く食ふべからず。此三味を多くくらひ、渇《かわ》きて湯を多くのめば、湿を生じ脾《ひ》をやぶる。湯、茶、羹《あつもの》多くのむべからず。右の三味をくらつて大《おおい》にかは《わ》かば、葛《くず》の粉か天花粉《てんかふん》を熱湯にたてゝ、のんで渇《かわき》をとゞむべし。多く湯をのむ事をやめんがためなり。葛《くず》などのねば湯《ゆ》は気をふさぐ。

五味のうちの三つ、塩と酢と辛いものの三味については多く食べてはいけない。この三味を多く食べてのどが渇いて湯を多く飲むと、身体が「湿」の状態になる。湿というのは、体内に余計な水分が溜まり、また水分の調整機能が低下して、各臓腑の陰陽バランスが崩れ始める兆しを意味する。その結果、脾をわるくすると言う。たしかに塩辛いものや辛いものを食べると水を飲みたくなるが、水分を取りすぎることへの警鐘であろう。

その対処法として、葛の粉か天花粉（キカラスウリの根からとった白色の澱粉）を熱湯に入れて飲み、渇きをとめるのがよいとしている。ただし、葛湯は粘り気があり、やはり気をふさぐものとされている。

〈参照漢籍〉

『千金要方』「食治」　多食酸則皮槁而毛夭。多食苦則筋急而爪枯。多食甘則骨痛而発落。多食辛則肉胝而唇褰。多食鹹則脈凝泣而色変。

『薬性論』　称葛根「開胃下食、主解酒毒、止煩渇」

『本草《ほんぞう》彙《い》言《げん》』　天花粉、退五臓鬱熱、如心火盛而舌幹口燥、肺火盛而咽腫喉痹、脾火盛而口舌歯腫、痰火盛而咳嗽不寧。

ところで、本草の世界では、人が摂取する自然界のあらゆるものが薬物とみなされているので、食事は栄養であると同時に薬でもある。その意味で、「巻第四　飲食下」では、食材を薬用として使う方法が具体的に紹介されている。

巻第四の26「鮒の薬用」

鶻突羹《こつとつこう》は鮒魚《ふな》をうすく切《きり》て、山椒《さんしょう》などくはへ、味噌にて久しく煮たるを云《いう》。脾胃《ひい》を補ふ。脾虚《ひきょ》の人、下血《げけつ》する病人などに宜し。大に切たるは気をふさぐ、あしゝ。

鶻突羹《こつとつこう》というのは、鮒を薄切りにして、山椒など加え味噌で長く煮たものをいう。これは料理というよりも薬として用いられることを主眼にしている。効能は、胃をたすける。脾の虚弱なひとや下血（血便）する病人などによいとされる。また、大切りにしたものは気をふさぐものとして繰り返し注意している。

〈参照漢籍〉
『証類本草』（『経史証類備急本草』）巻一四引「食医心鑑」　鶻突羹　将魚細切作鱠、沸豉汁熱投之、著胡椒、幹薑、蒔蘿、橘皮（為末）。空心食之。
『本草綱目』「鱗部」　加胡椒、蒔蘿、薑橘末、空腹吃下。此方名鶻突羹。

また、ここで見落としてはならない点として、選択と同じくこれらの組み合わせも重要であるという点である。第175項目（巻第三の67）などでは食品と香辛料の組み合わせについて、第385項目（巻第七の23）、第420項目（巻第七の58）などでは薬の組み合わせについて述べられている。また少量の調味料によって食材の効果も大きく影響されるという知見は注目に値する。

巻第三の67「香辛料」
生薑《しょうが》、胡椒《こしょう》、山椒、蓼《たで》、紫蘇《しそ》、生蘿蔔《なまだいこん》、生葱《なまひともじ》など食の香気を助け、悪臭を去り、魚毒を去り、食気をめぐらすために、其食品に相宜しきからき物を少《すこし》づゝ加へて毒を殺すべし。多く食すべからず。辛《から》き物多ければ気をへらし、上升し、血液《けつえき》をかは《わ》かす。

生姜、胡椒、山椒、たで、紫蘇、生大根、生ねぎなど、香辛料として調理に生かす場合の心得について述べられている。食べ物の悪臭を取り去り、魚毒をとり除き、食気を盛んにするというのである。ただし、多く食してはいけないとも。辛いものが多いと気を減らしてのぼせ、血液を乾かしてしまうのである。

香辛料は現代の食事でも欠かせないもので、「激辛」などを売り物にしている飲食店もあるが、益軒によればそれは養生の敵であろう。古来、香辛料は「薬」として使われていたものだが、「過猶不及」（やり過ぎは足りないと同じこと）である（『論語』「先進」）。薬味（香辛料も含む）にはそれぞれの性質、特徴、身体に対する効能効果、陰陽属性があり、「相生相克」（共存する場合、増進効果或いは抑制効果がある）の特性を正しく理解するのが重要である。

ちなみに『神農本草経』「本経・序録」によれば、薬を上薬、中薬、下薬に分けている。
上薬は「一百二十種為君、主養命以応天、無毒、久服不傷人」とあり、一二〇種類あって天道にしたがうため養命、寿命を養護することを主とする。毒がないので長期服用しても大丈夫と述べている。高麗人参、甘草、地黄などである。

中薬は「一百二十種為臣、主養性以応人、無毒有毒、斟酌其宜、需判別薬性来使用」とあり、人道に応じるため養生、生命力の補強を主とする、毒があるものとないもの両方あるのでよく選別してから使う、と記されている。百合などである。

下薬は「一百二十五種為佐使、主治病以応地、多毒、不可久服」とあり、地道に応じるため病気の治療を主とする。毒が多いので長期服用は禁じるべきとされている。大黄、巴豆《はず》などがある。

〈参照漢籍〉

『本草綱目』 食薑久、積熱患目。凡病痔人多食兼酒、立発甚速。癰瘡人多食則生悪肉。

『本草綱目』 胡椒大辛熱、純陽之物……時珍自少食之、歳歳病目、而不疑及也。後漸知其弊、遂痛絶之、病目亦止。

『千金要方』 辛入胃也。其気走于上焦、上焦者受使諸気、而栄諸陽者也。薑韭之気熏至栄衛、不時受之、却溜於心下、故慍慍痛也。

摂食に際しては食べ方も重要である。第153項目（巻第三の45)、156項目（巻第三の48)、161項目（巻第三の53)、166項目（巻第三の58）などでは食べ方について有益性と有害性両方の観点から述べられている。167項目（巻第三の59）には過食は死を招くと書かれている（俄《にわか》にわづらひて死ぬるは、多くは飲食の過《すぎ》て、飽満《ほうまん》し気をふさげばなり）。また、酒は適度に飲めば有益性を持っているが、過度に、または時宜を逸して飲めば害がある。

第226項目（巻第四の44）では有名な一節「酒は天の美禄《びろく》」であることが主張されるとともに、多飲や空腹時の飲酒は禁忌されるべきであるという。特定の食材との組み合わせ、その温度、たしなみ方など、酒に関する項目は非常に多い。

巻第四の44「酒は天の美禄」

酒は天の美禄《びろく》なり。少《すこし》のめば陽気を助け、血気をやはらげ、食気をめぐらし、愁《うれい》を去り、興《きよう》を発して、甚《はなはだ》人に益あり。多くのめば、又よく人を害する事、酒に過《すぎ》たる物なし。水火の人をたすけて、又よく人に災《わざわい》あるが如し。邵尭夫《しようぎようふ》の詩に、美酒ヲ飲テ教シメテ二微酔セ一後、といへるは、酒を飲《のむ》の妙を得たりと、時珍《じちん》いへり。少《すこし》のみ、少酔《すこし》へるは、酒の禍なく、酒中の趣《おもむき》を得て楽《たのしみ》多し。人の病《やまい》、酒によつて得るもの多し。酒を多くのんで、飯をすくなく食ふ人は、命短し。かくのごとく多くのめば、天の美禄を以《もつて》、却て身をほろぼす也。かなしむべし。

この項目は現代人にとっても大いに共感できる教訓であろうし、また深く味わうに足る名文であろう。

酒は天から与えられた美禄である。ほどよく飲めば陽気を助け、血気をやわらげて食物の消化をよくし、心配ごとをとり去り、興を生じてたいそう利益になるというのである。
「血気」「気血」などという言葉が『養生訓』にはしばしば登場するが、これもやはり「気」の思想から来る言葉である。すなわち、古代では血の流れも「気」として観念されているらしく、「血気」は精神とともに生命の根源とされ、経絡《けいらく》と呼ばれる通路に沿って体内を循環するものとされているという。[4]

ただし、酒ほどひとを害するものはない。邵尭夫（邵雍、北宋の学者）の詩に「美酒飲んで微酔せしめて後」とある。少し飲み、ほどよく酔うことは、趣と楽しみをもたらすのである。多く飲んで飯を少なくするひとは身を滅ぼし、短命に終わってしまう。悲しいことである、との嘆きで結ばれている。

〈参照漢籍〉
『本草綱目』引邵尭夫詩云、美酒飲教微酔後、此得飲酒之妙。所謂酔中趣、壺中天者也。

飲酒に関しては、さらに以下の三項目（第153、227、228項目）のように節飲節食のためのコツ、多飲についての戒め、食後の酒の奨めが語られる。

巻第四の45「多飲の戒め」
酒を飲《のむ》には、各《おのおの》人によつてよき程の節あり。少《すこし》のめば益多く、多くのめば損多し。性謹厚なる人も、多飲を好めば、むさぼりてみぐるしく、平生の心を失ひ、乱《らん》に及ぶ。言行ともに狂せるがごとし。其《その》平生とは似ず、身をかへり見慎《つつし》むべし。若き時より早くかへり見て、みづから戒しめ、父兄もはやく子弟《してい》を戒《いまし》むべし。久しくならへば性となる。くせになりては一生改まりがたし。生れ付《つき》て飲量すくなき人は、一二盞《さん》のめば、酔《よい》て気快く楽《たのしみ》あり。多ク飲ム人と其楽《そのたのしみ》同じ。多飲するは害多し。白楽天《はくらくてん》が詩に、一飲《いん》一石ノ者。徒ニ以テレ多ヲ為スレ貴シト。及テ二其ノ酩酊ノ時ニ一、与レ我亦無シレ異ルコト。笑テ謝ス多飲ノ者。酒銭徒ニ自ラ費ス。といへるはむべ也。

各人の適量に応じてほどよく飲めば益が多いが、多飲すれば損失が多い。謹厳な人も酔いが回ると、欲深くなって平常心を失う。言行も日頃とは似ても似つかぬものとなるというのである。こうした情景は現代でもよく目にすることがあるし、覚えのある方もいることだろう。長いあいだには性になってしまい、癖になってしまえば生涯改まらないものだとも述べる。白楽天の詩に「一飲一石《こく》なる者は、いたずらに多を以って貴しとなす。其の酩酊の時に及んで、我とまた異なることなし。笑って謝す多飲の者。酒銭（酒代）いたずらにみずから費す」というのはもっともなことである。

〈参照漢籍〉

『本草綱目』 若沈湎無度、酔以為常者、軽者致病敗行、重則傷軀損命、其害堪言哉。

『全唐詩』「酔歌行」 朝亦独酔歌、暮亦独酔歌。未尽一壺酒、已成三独酔。勿嫌飲太少、且喜極易致。一杯複両杯、多不過三四。便得心中適、尽忘身外事。更複強一杯、陶然遺万累。一飲一石者、徒以多為貴。及其酩酊時、与我亦無異。笑謝多飲者、酒銭徒自費。

巻第四の46「食後の酒」

凡《およそ》酒はたゞ朝夕の飯後にのむべし。昼と夜と空腹に飲《のむ》べからず。皆害あり。朝間空腹にのむは、殊更《ことさら》脾胃をやぶる。

酒は、朝夕の食後に飲むべしと断言している。昼と夜とのあいだの空腹時に飲んではいけない。みな害になる。朝の空腹時に飲むのは、ことに脾胃を悪くするとも。

益軒は飲酒の習慣に関しても規律正しさを掲げて容赦がない。『黄帝内経』でも夜の飲酒と酔いについて戒めている。

酒は悪いものではないが、扱い方を間違えると、身体健康、運命、家庭、人生を壊滅させる悪魔になる可能性もある。そうしたことを知悉して益軒は再三注意を喚起しているのである。

〈参照漢籍〉

『黄帝内経』「素問・上古天真論」　今時之人不然也、以酒為漿、以妄為常……。

『黄帝内経』「霊枢」之十二時辰養生法　莫飲卯時酒……再三防夜酔。

巻第三の45「節飲節食」

凡《およそ》食飲をひかへこらゆる事久《ひさし》き間にあらず。飲食する時須臾《しゆゆ》の間、欲を忍ぶにあり。又、分量は多きにあらず。飯は只二三口、飣《さい》は只一二片、少《すこし》の欲をこらゑ《へ》て食せざれば害なし。酒も亦しかり。多飲の人も少《すこし》こらえ《へ》て、酔過《すご》さゞれば害なし。

では、どのようにして過食過飲をひかえたらいいのか。じつはほんのちょっとした心がけだというのである。飲食をひかえめに我慢することは、そんなに長い間ではないというのである。飲食するあいだのわずかな時間だけ堪《こら》えればよい。分量も飯はただ二口、三口、副食もわずかに一、二片だけであって、少しの欲を堪えることが説かれる。酒もまったく同様である。耳を傾けるべき智慧であろう。

〈参照漢籍〉

『論語』　子曰、君子食無求飽。

『千金要方』『千金翼方』　節食以袪病、寡欲可延年。

『養生論』　飲食不節易生百病。

『本草綱目』　酒、天之美禄也。面曲之酒、少飲則和血行気、壮神御寒、消愁遣興。

『寿世保元』「老人」　須慢飡、不可貪多。

さて、飲食に関しては食材の選択・加工（調理）方法・食べ方などについてさまざまに説かれているのだが、記述に共通するのは、やはり偏ってはいけないということ、バランスよく摂取しなければならないということである。たとえば第117項目（巻第三の9）には次のようにある。

巻第三の9「五味偏勝をさける」
五味偏勝とは一味を多く食過《くいすご》すを云《いう》。甘き物多ければ、腹はりいたむ。辛《から》き物過れば、気上《のぼ》りて気へり、瘡《かさ》を生じ、眼あしゝ。鹹《しおはゆ》き物多ければ血かは《わ》き、のんどかは《わ》き、湯水多くのめば湿を生じ、脾胃《ひい》をやぶる。苦《にが》き物多ければ脾胃《ひい》の生気を損ず。酸《す》き物多ければ気ちゞまる。五味をそなへて、少《すこし》づゝ食へば病生せず。諸肉《しょにく》も諸菜《しょさい》も同じ物をつゞけて食すれば、滞《とどこお》りて害あり。

五味というのは何度も述べたように酸・鹹（塩）・甘・苦・辛の五つである。同じ味に偏らないように、バランスをとるようにという戒めである。

甘いものを多くとると、腹がはって痛む。辛いものを食べすぎると、気が上って少なくなり、瘡（湿疹）ができ眼もわるくなる。塩からいものを多くとると血が乾き、のどが渇いて、湯水を多く飲むと「湿」（体内水の循環、バランスが崩れ、むくみが始まる）の状態になり、脾胃をいためる。苦いものが多すぎると脾胃の生気をそこねる。酸っぱいものが多いと「気」がちぢまってしまうという。

また、肉でも野菜でも、同じものをつづけて食べると、それが身体に滞って害になるというのである。


〈参照漢籍〉

『黄帝内経』「素問」 多食鹹、則脈凝泣而変色、多食苦、則皮槁而毛抜、多食辛、則筋急而爪枯、多食酸、則肉胝而唇渇、多食甘、則骨痛而発落。此五味之所傷也。故心欲苦、肺欲辛、肝欲酸、脾欲甘、腎欲鹹、此五味之所合五臓之気也。

『抱朴子』「内篇」 五味不欲偏多、故酸多則傷脾、苦多則傷肺、辛多則傷肝、鹹多則傷心、甘多則傷腎、此五味克五臓五行、自然之理也。

『黄帝内経』「素問」 是故謹和五味、骨正筋柔、気血以流、腠理以密。如是則骨気以精、謹道如法、長有天命。

このほか、重複する部分もあるが列記的に挙げると、
過食は死につながる（第167項目＝巻第三の59）、
食後の口内の衛生法（第171項目＝巻第三の63）、
地域の産物を食べる際には食べ方もその地域の方法に従うこと（第172項目＝巻第三の64）、
間食はしないほうがよい（第178項目＝巻第三の70）、
できるだけ飲食を少なくするほうがよい（第183項目＝巻第四の1）、

新鮮な食材を使うべきである（第188項目＝巻第四の6）、
食事をとるタイミング（第200項目＝巻第四の18）、
酒の飲み方（第229項目＝巻第四の47）、
茶の使用法（第236項目＝巻第四の54）

など、枚挙にいとまがない。これによっても『養生訓』が中国の古典文献からの引用だけではなく、益軒自身の実体験に基づいた記述が加味された、極めて実践的な書物であることがわかる。

また、次に掲げるように、食材と同じく、薬剤の扱い方、調剤方法も重要であることが第239項目（巻第四の57）、240項目（巻第四の58）、398項目（巻第七の36）、402項目（巻第七の40）などに述べられている。

巻第七の40「煎じ薬と水の選択」

凡《およそ》薬を煎ずるに、水をゑらぶ《え》べし。清くして味よきを用ゆ《ふ》。新に汲む水を用ゆ《ふ》べし。早天《そうてん》に汲む水を、井華水と云《いう》。薬を煎ずべし。又、茶と羹《あつもの》をにるべし。新汲水は、平旦ならでも、新に汲んでいまだ器に入《いれ》ざるを云《いう》。是《これ》亦用ゆ《ふ》べし。汲《くん》で器に入《いれ》、久しくなるは用ゆ《ふ》べからず。

ここでは、薬を煎じる際には水を選ばなければならないことが述べられている。清らかで味のよい水、汲みたての水が奨められている。特に早朝（夜明け）に汲む水、井華水《せいかすい》が奨められ、この井華水は茶と吸い物を煮るにもよいとされる。夜明けでなくても新たに汲んでまだ器に入れていないものでもよい。汲んで器に入れて、長くなったものは使用してはいけない。

〈参照漢籍〉

『本草綱目』「水部流水」　甘瀾水即流水、甘、平、無毒。其外動而性静、其質柔而気剛、与湖沢陂塘之止水不同。主治病後虚弱、揚之万遍、煮薬最験。

『本草綱目』　井華水其甘、平、無毒。

『千金要方』　凡煮湯、当取井華水。

『寿世青編』　井中新汲未入缸甕者、取其無所混濁、用以煎薬為潔。

興味深いのは調理器具による薬効の違いについて注意を促している点である（第410項目＝巻第七の48では薬を煎じるには銅器ではなくて磁器がよいと具体的に述べている）。第411項目（巻第七の49）では長く煎じ詰めないことへの注意が述べられ、また服用量や服用する順序など薬の服用の仕方（第379項目＝巻第七の17）によって薬効が変化することは、現在の西洋医療でも議論されている。または「凡《およそ》薬を服する日は、淡き物を食して薬力をたすくべし、味こき物を食して薬力を損ずべからず」として食材と薬の相性についての関係を説く第201項目（巻第四の19）などに、食と薬の効果を発揮させるためのさまざまな条件が述べられている。

第三節　食の養生の決め手

食と薬の摂取にあたって、その効果を最大限に発揮することができるようなさまざまな配慮が前節のテーマであったが、本節では食の養生にとっての効果を左右する決め手とは何かについてさらに考える。「食」、あるいは食材についての把握が正しいかどうか？　作法（調理方法、器具、食べ方、時期）は正しいかどうか？　使う食品の組み合わせは合っているかどうか？　この三つが重要である。

まず、第133項目（巻第三の25）では持病について触れているが、持病によくないものを食べてはいけないという説に即して考えると、「食」を考えるにあたって、把握しておかなければならないのは、自分の身体の状態にとって何が必要であり、何が害であるかということであろう。食であれ薬であれ、効能効果、特徴、長所短所、相性などの正しい知識によって、さらに身体状況、疾病状況などを正しく把握したうえで選択、調整すべきである。第147項目（巻第三の39）などにも同様の記述が見られる。こうした正確な把握によってこそ、前節で見たような「食」と薬への配慮が効果的になるのである。この観点は現代の科学的な医療にも通じる点であろう。

巻第三の25「持病と食べもの」

一切の宿疾《しゅくしつ》を発する物をば、しるし置《おき》てくらふべからず。宿疾とは持病《じびょう》也。即時に害ある物あり。時をへて害ある物あり。即時に傷《やぶれ》なしとて食ふべからず。

ここでは、持病と食べものの関係について述べている。宿疾すなわち持病を起こす食べ物があるが、なかでも食べてその場で害になるものと、時を経て害になるものがある。それらを書き留めておくことが必要だと説いている。益軒はここで具体例を出しているわけではないが、たとえば、便秘の持病がありながら、激辛のものを多く食べる、あるいは高血圧の持病があるのに高麗人参を愛用する、下痢なのにスイカ、大根、生の貝類を食べる、アトピーがあるのに魚貝類、エビ、カニをよく食べるなどは、病気を悪化させることになる。


〈参照漢籍〉

『黄帝内経』「素問」　病熱少愈、食肉則複、多食則遺、此其禁也。

『纂要』　是月勿食亀鼈肉、令人水病。勿食生菜、発宿疾。

『養生類要』　黍米発宿疾小児食不能行飴糖進食健胃動脾風多食損歯……五種粟米合葵菜食之成痼疾……食生葵発一切宿疾……杏子多食傷筋骨仁瀉肺火消痰下気止漱久服目盲損鬚髪動宿疾。

『雲笈七籤』　季秋勿食新薑、食之成痼疾。


持病と食べものの関係についての大原則を承《う》けて、次の例は体質や年齢によって食べ物を選ぶことの重要性が語られている。

巻第三の39「さし身となますと」

さし身、鱠《なます》は人により斟酌《しんしやく》すべし。酢過《すすぎ》たるをいむ。虚冷の人はあたゝめ食ふべし。鮓《すし》は老人病人食ふべからず。消化しがたし。殊に未熟《みじゆく》の時、又熟し過《すぎ》て日をへたる、食ふべからず。ゑびの鮓《すし》毒あり。うなぎの鮓《すし》消化しがたし。皆食ふべからず。大なる鳥の皮、魚の皮のあつきは、かたくして油多し。食ふべからず。消《しよう》しがたし。

ここでは、生ものや酢に関する注意が強調されている。さし身や鱠（薄切りの魚肉を酢にひたしたもの）は体質によっては控えめにすべきこと、酢をとりすぎないこと、冷え症のひとは温めて食べることなどが語られ、特に老人や病人に対して、鮓（鮨）は消化しにくいので食べない方がいいと注意している。

さらに、海老の鮨には毒があること、うなぎの酢は消化しにくい、大きな鳥の皮や魚の皮の厚いものは硬くて脂肪が多く消化しにくいなど、具体的な食べ物とその取り合わせを挙げて、食べないことを奨めている。

〈参照漢籍〉

『説文解字注』　以塩米醸魚……按古作鮺之法、令魚不朽壊。故陶土行遠遺其母、即内則之魚膾、聶而切之者也。

『論語集注』　牛羊与魚之腥、聶而切之為膾、食精則能養人、膾麤則能害人。
『東坡志林』「巻一」　余患赤目、或言不可食膾。

身体状態は年齢によって変化するものであるから、もちろん特に中年以降は十分に自分の状態を把握しておくべきである。これは第138項目（巻第三の30）などに詳述されている。

巻第三の30「中年と食事」
飲食《いんしょく》の慾は朝夕におこる故、貧賤《ひんせん》なる人もあやまり多し。況《いわんや》富貴の人は美味多き故、やぶられやすし。殊に慎むべし。中年以後、元気へりて、男女の色欲はやうやく衰ふれども、飲食の慾はやまず。老人は脾気《ひき》よは《わ》し、故に飲食にやぶられやすし。老人のにはかに病をうけて死するは、多くは食傷《しょくしょう》也。つゝしむべし。

飲食の欲は朝夕に起こると述べている。中年からのちは元気が減って、色欲は次第に弱まるけれども、飲食の欲は衰えないものだ。富貴な人はそうした飲食欲に負けて夜でも美食に耽ってしまうことだろうが、それは誤りであるというわけである。まして老人になると脾気が弱い。それゆえに飲食によって傷つくことが多く、老人が急死するのは、ほとんどの場合は食傷である。慎むべきであろう。

〈参照漢籍〉

『千金要方』　飲食過多則聚積、渇飲過多則成痰。
『千金要方』　飲食以時、饑飽適中。
『管子』　飲食有節……則身体利而寿命益、飲食不節……則形累而寿命損。

『養生訓』の主張が、全体として節制、ひいては「欲」の抑制に大きな重点を置いていることはこれまでにも見てきたとおりである。第五章第一節でも論じたように、養生のためには欲の過剰に気をつけなければならない。益軒は生活態度において重要なのは「畏」であり、自然の原理に対する尊敬の念を常に意識することによって欲を抑制すべきだと説いていた。周知のように「欲」の抑制とコントロールは古代中国の思想的な一大テーマであった。

しかし、益軒は食欲については、まず身体状態に聞いてみるべきだとしている。たとえば、第140項目（巻第三の32）では食べ過ぎてはならないとしながらも、「好物」については積極的に評価している。

巻第三の32「好物を少量とる」
すけ（好）る物は脾胃《ひい》のこのむ所なれば補となる。李笠翁《りりゅうおう》も本性甚《はなはだ》すける物は、薬にあつべしといへり。尤《もっとも》此理あり。されどすけるまゝに多食すれば、必《かならず》やぶられ、好まざる物を少《すこし》くらふにおとる。好む物を少食《すこし》はゞ益あるべし。

好物は脾胃が好むものであるから身体の補いになると言うのである。脾胃が好むものは薬になるという理屈である。中国の薬学書においても食材と薬は重なる部分が大きいこともあり、益軒の論も理にかなっていると言える。ただし、好物といって食べすぎないように注意することも忘れていない。食べすぎると必ず傷ついて、嫌いなものを少し食べるよりもわるい。好物を少し食べるならば、大いに効果があるとしているのである。

また、これは意志的なコントロールというよりも、ここには食欲とは身体からの「必要なものがほしい」というメッセージとの考えが反映しているであろう。これは「内臓の好み」という第154項目（巻第三の46）の主張につながっていく。これにも自然の好むところを重視するという道学的な思想の影響を見て取ることが可能であろう。

〈参照漢籍〉

『閑情偶寄』　本性酷好之物、可以当薬。凡人一生、必有偏嗜偏好之一物、如文王之嗜菖蒲菹、曾晳之嗜羊棗、劉伶之嗜酒、盧仝之嗜茶、権長孺之嗜瓜、皆癖嗜也。癖之所在、性命与通、劇病得此、皆称良薬。

巻第三の46「脾胃の好む十一種」

脾胃《ひい》のこのむと、きらふ物をしりて、好む物を食し、きらふ物を食すべからず。脾胃の好む物は何ぞや。あたゝかなる物、やはらかなる物、よく熟したる物、ねばりなき物、味淡《あわ》くかろき物、にえばなの新《あらた》に熟したる物、きよき物、新しき物、香よき物、性《しょう》平和なる物、五味の偏ならざる物、是《これ》皆、脾胃の好む物なり。是、脾胃の養《やしない》となる。くらふべし。

自然の流れに逆らわず、脾胃の嗜好を十分に知り、好む物を食べることが養生の肝になるだろう。ここで挙げられる脾胃の好む物とは、温かいもの、やわらかいもの、よく熟したもの、粘らないもの、薄味でかるいもの、煮たてのもの、清潔なもの、新鮮なもの、香りのよいもの、性（成分）のよいもの、味のかたよらないもの、以上の一一種である。今風に言えば、胃の負担にならない、胃にやさしい食べ物ということになる。それらは気を滑らかにするのである。もちろん度をすごさないことは必須のこと。

〈参照漢籍〉
『分門瑣砕録』　味薄神魂自安。
『飲膳正要』　薄滋味。
『本草経疏』　鱸魚、味甘淡気平与脾胃相宜。

同じように、第218項目（巻第四の36）では病人の食に対する欲求についても次のように述べて、比較的寛容である（ただしそれは「のんどに入《いら》ずして口に吐《はき》出せば、害なし」として、味わうだけに限定されている)。その願望を満足させることもその心を養うからである(「其《その》願を達するも、志を養ふ養生の一術也」)。

第四節　禁止される食

「食」において禁止とされるものもある。これは養生効果を阻害するもの、あるいは現在服用中の薬との相性の問題となってくる。ここでもすべての場合に、というわけではなく身体状態との関連・調和が問題になる。したがって同じ食物でも季節などの条件によって、有益性と有害性の両方を発揮しうる。漢方の観点から言えば、下剤、止瀉《ししゃ》薬、催吐《さいと》剤は飲食中毒の場合に必須で(使用目的によりかわる)、筍は春には食材であっても時機を過ぎると食材にならない(季節により物が変わる)。また三七人参は止血効果があるが、血管梗塞の血栓形成の阻止成分として効果もある(成分の多様性がある)。蒲黄《ほおう》は活血効果があるが、炭化させると止血効果が利用される(加工方法により効果が変わる)。そのほかに、高麗人参を食べる時に大根も一緒に食べるのは禁物(人参効果を解消する)など、時機や合わせ方に関して細かな注意点がある。

食べる時機に関しては、次の項目が注目される。

巻第四の29「消化と食事」

腹中の食いまだ消化せざるに、又食すれば、性よき物も毒となる。腹中、空虚になりて食すべし。

先に食べた物がまだ消化しないうちにまた食べるのはよろしくない。本来栄養となるはずの性質のよい食物でも積食、消化不良という状態になるので、腹の中がいっぺん空になってから食べることが良いとされる。養生においては、一定のリズム、胃や腸の活動のリズムが重視されるということだろう。また、身体の代謝の過程に応じたニーズに合わせることこそ、バランスが崩れにくいという見方もできる。

〈参照漢籍〉

『黄帝内経』「素問」　飲食自倍、腸胃乃傷。

巻第四の34「労働と多食」

労倦《ろうけん》して多く食すれば、必《かならず》睡《ねぶ》り臥《ふ》す事をこのむ。食して即臥《そくが》し、ねむれば、食気塞《ふさが》りてめぐらず、消化しがたくして病となる。故に労倦したる時は、くらふべからず。労をやめて後、食ふべし。食してねむらざるがため也。

労働しすぎて疲れているときに多食すると、必ず横になって眠りたくなる。食べてすぐに眠ると、食気がふさがって身体全体に循環せず、消化しにくくなって病気になると言う。現代医学の観点から見ても、疲労した身体を休めるのは臓器の活動を調節している自律神経を休めることを目的としている。それなのに多食すれば胃はその消化のために活動せざるをえない。活動と休息の自然なリズムが崩れるのは「気」を塞ぐことになるのだろう。それゆえにひどく疲れたときに、すぐに食べてはいけないと説かれるのである。一方で、益軒は言及していないが漢籍には「労可酒」という言葉もあり、少飲は疲れを解消する効果もあるという。

〈参照漢籍〉
『小窓幽記《しょうそうゆうき》』　労可酒、不可食、酔可睡、不可淫。

また明白な禁忌ではないが、一定の量を超えることや、ある場合の摂取は禁忌になりうるものがある。先にも触れたが、代表的なものが酒である。酒に続いて薬も慎重に摂取すべきものである。第373項目（巻第七の11）では薬の量について具体的に述べている。

さらには医者の選択が重要である。医者の処方によって薬が効果を現す場合と、反対に害になることもあるからである。第341項目（巻第六の37）には次のようにある。これは医療への患者側からの批判的な視点を示す現代的な一節であると言えるかもしれない。また、第364〜368項目（巻第七の2〜6）では薬に頼り過ぎてもいけない、同じ薬が別の病気には毒になる場合がある、など薬の使用はできるだけ避けたほうがよいというメッセージが感じられるのは興味深い。

巻第六の37「医術の心得」

医師にあらざれども、薬をしれば、身をやしなひ、人をすくふに益あり。されども、医療に妙を得る事は、医生にあらざれば、道に専一ならずして成《なり》がたし。みづから医薬を用ひんより、良医をゑ《え》らんでゆだぬべし。医生にあらず、術あらくして、みだりにみづから薬を用ゆ《ふ》べからず。只《ただ》、略《ほぼ》医術に通じて、医の良拙《りょうせつ》をわきまへ、本草《ほんぞう》をかんがへ、薬性《やくせい》と食物の良毒《りょうどく》をしり、方書《ほうしょ》をよんで、日用急切《きゅうせつ》の薬を調和し、医の来らざる時、急病を治し、医のなき里《さと》に居《おり》、或《あるいは》旅行して小疾《しょうしつ》をいやすは、身をやしなひ、人をすくふの益あれば、いとまある人は、すこし心を用ゆ《ふ》べし。医術をしらずしては、医の良賤をもわきまへず、只、世に用ひらるゝを良工とし、用ひられざるを賤工とする故に、医説に、明医は時医にしかず、といへり。医の良賤をしらずして、庸医《ようい》に、父母の命をゆだね、わが身をまかせて、医にあやまられて、死したるためし世に多し。おそるべし。

養生の実践にあたっては、医者でなくても、薬の知識をもっていると自らを助け、また人を助けるのに役に立つ。

基本的に医者でない者が自分で薬を使うことは危険である。ただ大まかな医術を知って、医者を選び、薬草を弁別し、薬の性質を知り、治療書を読んで、日常救急用の薬を調合し、医者のいないときや旅行中でもちょっとした病気を治療するのは、自分の養生にはもちろん、人の助けにもなると言っているのである。

また医者選びの視点からも、医術を知っていれば、世間にもてはやされている医者を良医と思ったり、はやらない医者を悪いと見る過ちを犯さずにすむ。医者の良否を知らないで、凡庸な医者に父母や自分の身体を任せて、誤診の末に死んだ例は世間に少なくない。恐ろしいことであると警告している。

〈参照漢籍〉

『古今医統大全』「物理論」曰、夫医者、非仁愛之士不可托也、非聡明達理不可任也、非廉潔淳良不可信也。是以古之用医、必選明良、其徳能仁恕博愛、其智能宣暢曲解、能知天地神祇之次、能明性命吉凶之数、処虚実之分、定順逆之節、原疾病之軽重、而量薬剤之多少、貫微通幽、不失細少。如此乃謂良医、豈区区俗学能之哉。

『古今医統大全』明医不如時医、蓋謂時医雖不読書明理、以其有時運造化、亦能儌効。今之患者不達此理、委命於時医、亦猶自暴自棄甘於溝壑者、何異哉。

これまで、「食」と薬の関係が述べられたのにつなげて、薬の用い方、その際の医者との関わり方などにも益軒の注意は広がっていく。まずは薬の濫用についてである。

巻第七の2「薬の濫用は危険」

孫思《そんし》邈曰《ばくいわく》、人、故なくんば薬を餌《くらう》べからず。偏《ひとえ》に助くれば、臓気不平にして病生ず。

薬の濫用の危険性について、ここでは孫思邈という唐時代の道士・思想家（薬王と呼ばれる）の言薬を紹介している。それによれば、「人は理由や根拠がなければ薬を食らってはいけない。下手に使うと偏ってよくしてしまうので、身体内の気は平らかでなくなり、病を生じてしまう」と。

〈参照漢籍〉

『衛生宝鑑』　孫真人曰、薬勢有所偏助、令人臓不平。……夫薬以攻疾、無疾不可餌。

続いて、やむを得ず薬を用いなければならないときの医者の選び方や心構えが説かれる。

巻第七の3「庸医の薬」

劉仲達《りゅうちゅうたつ》が鴻書《こうしょ》に、疾《やまい》あつて、もし明医《めいい》なくば薬をのまず、只《ただ》病のいゆるを、しづかにまつべし。身を愛し過《すご》し、医の良否《ひ》をゑ《え》らばずして、みだりに早く、薬を用る事なかれ。古人、病あれども治せざるは中医を得ると云《いう》、此言、至論《しろん》也といへり。庸医《ようい》の薬は、病に応《おう》ずる事はすくなく、応ぜざる事多し。薬は皆、偏性《へんしょう》ある物なれば、其病に応ぜざれば、必《かならず》毒となる。此故に、一切の病に、みだりに薬を服すべからず。病の災《わざわい》より薬の災《わざわい》多し。薬を不レ用して、養生を慎みてよくせば、薬の害なくして癒《いえ》やすかるべし。

劉仲達（明代の医者）は『鴻書』（『劉氏鴻書』八巻）で、名医が見つからなければ、みだりに薬を用いてはならない。自己治癒を待てと言っている。古人、病あれども治せざるは凡庸な医者を得る、と言う。

凡庸な医者の薬が病気に合うことは稀で、適応しないことが多い。薬はその物質性質に偏りがあるものなので、その病気に適応しなければかならず毒になるとし、病気の災難よりも薬害のほうが多いとまで述べている。用薬の難しさを説いているのである。

漢籍での医者の評価に目を向けてみると、「明医」と「庸医」の細かな比較が随所に見つかる。『古今医鑑』には「明医」「庸医」「警医」の別が述べられている。

明医は、「心存仁義、博覧群書、精通道芸。洞暁陰陽、明知運気。薬弁温涼、脈分表裡、治用補瀉、病審虚実。因病制方、対症投剤、妙法在心、活変不滞。不衒虚名、惟期博済、不計其功、不謀其利：不論貧富、薬施一例。起死回生、恩同天地。如此明医、芳垂万世」（仁義の心を持ち、書物を博覧して陰陽・運気に通暁し、医の技術も高いものを持っている。また自分の利益を図ったり患者の貧富を問うことをしない）としている。

それに対して庸医は、「街奇立異、不学経書、不通字義。妄自矜誇、以欺当世。争趨人門、不速自至。時献苞苴、問病為意、自逞明能、百般貢諛。病家不審、模糊処治。不察病原、不分虚実：不畏生死、孟浪一試。忽然病変、急自散去。誤人性命、希図微利。如此庸医、可恥可忌」（才能、学問、技術がないから病を正確に診断することができないが、一方で自らを誇示し世を欺いている。恥じるべきである）と厳しい見方である。

また『古今医統大全』では、医者には「明医」「良医」「国医」「庸医」「巫医《ふい》」の五種類があると言う。「精於医者曰明医」すなわち医術に精通しているのが明医、「善於医者曰良」すなわち上手な医者は良医、「寿君保相曰国医」すなわち帝王、大臣など重要人物を診る医者は国医、「粗工昧理曰庸医」すなわち技術が粗末で仁義心がないのが庸医、「撃鼓舞趨、祈禳疾病曰巫医」すなわち占いをもってする医者は巫医と分けているのである。

〈参照漢籍〉

『鴻書』　不治得中医此至言也。凡人有疾、苟無明医、不如静以待之。

『衛生宝鑑』　夫薬以攻疾、無疾不可餌。

『欒城後集《らんじょうごしゅう》』「宇文融」　愚医類能殺人、而不服薬者未必死。

次に掲げるのも医者と用薬についての項目である。

巻第七の4「良医の投薬」

良医の薬を用るは臨機応変《りんきおうへん》とて、病人の寒熱虚実《きよじつ》の機にのぞみ、其時の変に応じて宜《ぎ》に従ふ。必《かならず》一法に拘《かか》はらず。たとへば、善く戦ふ良将の、敵に臨《のぞ》んで変《へん》に応ずるが如し。かねてより、その法を定めがたし。時にのぞんで宜《ぎ》にしたがふべし。されども、古法をひろくしりて、その力を以《もつ》て今の時宜《じぎ》にしたがひて、変に応ずべし。古《いにしえ》をしらずして、只今の時宜に従《した》がはんとせば、本《もと》なくして、時宜に応ずべからず。故《ふるき》を温《たず》ねて新をしるは、良医なり。

良医が薬を使用するときは、決まり切った一つの方法に囚われず、病人の寒熱虚実の時機にのぞんで、ときどきの状態変化に応じてよい機にしたがうことが説かれる。たとえれば、戦いのうまい武将が敵にのぞんだときに、一定の戦法にこだわるのではなく変化に巧みに応じるようなものだと。ただ、古い方法をよく知っていて、その力を利用して現在にしたがい変化に応じることが重要である、とも注釈を付けている。「故《ふるき》を温《たず》ねて新しきを知る」のが良医であるとまとめるのである。

〈参照漢籍〉

『局方発揮』「一巻」　古人以神聖工巧言医、又曰医者意也。以其伝授雖的、造詣雖深、臨機応変、如対敵之将、操舟之工、自非尽君子随時反中之妙、寧無愧於医乎。

『劉伯温集』「贈医学録江仲謙序」　薬可治病、兵可殺敵。

『千金翼方』「序」　良医則貴察声色、神工則深究萌芽。

『論語』 子曰、温故而知新、可以為師矣。

続いて、食の効果と薬の用い方について述べるところを見てみよう。

巻第七の5「薬補より食補を」

脾胃《ひい》を養ふには、只穀肉《こくにく》を食するに相宜《あいよろ》し。薬は皆気の偏《へん》なり。参芪《じんぎ》、朮甘《じゅつかん》は上薬にて毒《どく》なしといへども、病に応《おう》ぜざれば胃の気を滞《とどこお》らしめ、かへつて病を生じ、食を妨《さまた》げて毒となる。いはんや攻撃《こうげき》のあらくつよき薬は、病に応ぜざれば、大に元気をへらす。此故に病なき時は、只穀《こく》肉《にく》を以《もつ》てやしなふべし。穀肉《こくにく》の脾胃《ひい》をやしなふによろしき事、参芪《じんぎ》の補にまされり。故に、古人の言に薬補は食補にしかずといへり。老人は殊に食補《しょくほ》すべし、薬補は、やむ事を得ざる時用ゆ《ふ》べし。

脾胃（消化システム）を養うには、ただ穀類と肉類とを食べておけばよい。薬はみな気を偏らせるものであるから常用しないことと説いている。参芪《じんぎ》とは高麗人参と黄芪《おうぎ》を合わせたもので、(5) 朮甘《じゅつかん》は薬草の白朮《びゃくじゅつ》、甘草のことである。(6) それらは上等な薬だが、病気に合わないと胃の気の循環をわるくして害になる。上等な薬でも病気に適しないときは、元気を減らしてしまうから、病気のないときには、ただ穀類と肉類とをもって養うがよいのである。穀類が脾胃を養うのは参芪を食べて補うことよりもまさっている。だから古人は「薬補は食補にしかず」と言うのである。

〈参照漢籍〉

『黄帝内経』「素問」　五穀為養、五果為助、五畜為益、五菜為充。

『類経』　蓋気味之正者、穀食之属是也、所以養人之正気。

『儒門事親』「推原補法利害非軽説」　養生当論食補。

『千金要方』「食治巻」　凡欲治療、先以食療、既食療不愈、後乃用薬爾。

巻第七の6「自然治癒」

薬をのまずして、おのづからいゆる病多し。是をしらで、みだりに薬を用て、薬にあてられて病をまし、食をさまたげ、久しくいゑ《え》ずして、死にいたるも亦多し。薬を用る事つつしむべし。

引き続き薬に頼りすぎることの危うさを説いている。薬を飲まないでも自然に治る病気が多いとは、視点を変えれば自己治癒力の活用を重視すべきということになる。薬に当てられるというのは、薬害というよりも薬に頼る心が自己治癒力そのものを減衰させてしまった状態でもあろう。

〈参照漢籍〉

『黄帝内経』「素問」　凡薬皆是毒。大毒治病、十去其六、常毒治病、十去其七、小毒治病、十去其八、無毒治病、十去其九、穀肉果菜、食養尽之、無使過之、傷其正也。

第五節　病は口からという基本

これまで述べたことを簡略にまとめておこう。『養生訓』も中国の養生文化の食に対する概念「医食同源・薬食同源」に基づいていた。したがって貝原益軒の「食」の概念を広く捉え直すと、体内に取り入れるすべての物質と摂取方法（口から飲む・食べる、鼻から嗅ぐ、皮膚から浸透する）までがその対象であったと考えることができる。そしてそれらの摂取は、時機や組み合わせ、タイミング、身体状態との関連など、深い配慮のもとに身体に取り込まれるべきものであった。先述したように生命の維持、生命力の増強のためには、薬より日常食の工夫、選択、摂取の仕方のほうを重要視するべきである。またこれまで検証してきたように、環境、人種、体質、習慣、食材など各要素を把握したうえでの適切な「食」の選択が重要である。

章の冒頭で第222項目（巻第四の40）を挙げたが、ここでは第110項目（巻第三の2）を挙げる。

巻第三の2「病は口から」

人生日々に飲食せざる事なし。常につゝしみて欲をこらへざれば、過《すぎ》やすくして病を生ず。古人、禍は口よりいで、病は口より入《いる》といへり。口の出しいれ常に慎《つつし》むべし。

ひとは毎日飲食しないことはない。常に欲を自制しなければ、度をすごして病気になる。古人は

「禍は口よりいで、病は口より入」と言っている。口から出し入れするものは、つねに注意しなければならないのである。

〈参照漢籍〉

『傅子』「口銘」　病従口入、禍従口出。

この傅玄《ふげん》（二一七〜二七八年）の言葉「病従口入、禍従口出」（病は口から入り、禍は口から出る）は、この節だけではなくて『養生訓』全体と強い照応関係が認められる。

なぜなら、ここで言われる「病」は、口から入るもの（「食」＝客観世界からの摂取）についての配慮が足りなかったために起こるのであり、それは「食」への「思」が不十分であったということであろう。同時に「食」は具体的な主体の行動、つまり「行」でもある。

また現実的な「禍」は、さまざまな場において配慮＝「思」が不十分で、「行」（客観世界への働きかけ）が適切でなかったために招かれたと考えることができるであろう。つまり、「病」「禍」は客観世界からの摂取と客観世界への働きかけが適切ではなかったから起こることなのである。その共通の通路は「口」である。

また「養生」が単に人間個人の長命を意味するのではなく、人間身体への「思」によるコントロールすべてを意味し、また統治者にとっては治世や社会の安寧と無関係ではないことを考え合わせると、「養生」は相互作用として客観世界全体の状態とつながっており、自分の身体に対する配慮は、

「気」における身体と世界との相同性を通じて、客観世界全体への配慮と連関しているという、より大きな射程を持った哲学思想へとも発展可能である。こうして『養生訓』は、中国の古典文献からの受容を通じて、東洋古代哲学と強い結びつきを保持した書物であると言うことができるのである。

益軒の考え方の軸は、敬畏心を持って、大自然を認識、理解、尊重しつつ、理に適った方法で活用することの大切さである。具体的には、医者は知識、技能を持つだけではなく、仁の心を持っていなければならない。また、薬食同源の観点から治療法として食療法の方が優先、大事にされるべきである。さらに、食材や薬など材料名は同じでも、生長時期、処理加工方法、使用方法、配合などによって、効能効果がまったく違う。酒は良いものとしつつも、用い方を誤れば、害になる、などが説かれることになる。

現代では、健康を追求する意識が社会全体に浸透している。特に食の重要性、有効性などが強調されつつ、さらに健康食品、機能性補助・強化食品への志向が高まっている。ただ一方で、自然に対する「畏れ」が薄くなっているのではないだろうか。

有効成分の追求とそれへの妄信が「自然」の正しい認識を破壊してしまい、食品の本質を西洋医薬品の判断、評価基準に引きつけて理解する傾向にあるように思う。

そうした有効成分追求の姿勢が思わぬ歪みをもたらすことがある。天然の蜜柑《みかん》には有効成分がいくつかあるが、このいくつかの有効成分だけでは一つの蜜柑にはならない。天然植物に含まれている成分のうちから非主要成分、非有効成分を分けて無視、廃棄していくというやり方はその一つの形だろう。

日本にある有名な漢方養生食品があり、アメリカＭＩＴ（マサチューセッツ工科大学）の著名教授がこの製品中から新しい抗がん成分を発見した。成分を特定し、研究論文も『ネイチャー』で発表した。教授は日本で有効、安全性が確認され歓迎されたこの漢方養生食品中から抗がん有効成分を抽出して、同じ化学分子構造を再現する実験にも成功した。しかしその後、想定外の事態が起こった。人体への有害性つまり副作用が初めて確認されたのである。天然原料素材を利用して製造した製品は効果、安全面でまったく問題がないのに、なぜ最先端技術で同じ化学分子構造を人工合成したものが、人体に副作用をもたらしたのだろうか？　原因究明の結果と正式な答えはまだ出ていない。

科学は人類が自然の認識と理解を深める方法だが、大自然の替わりのものではないと考えるべきであろう。その意味でも益軒の養生思想は、現代社会にも大いに参考にする価値があると確信している。

（１）舘野正美『中国医学と日本漢方』岩波現代全書、二〇一四年。
（２）真柳誠「医食同源の思想—成立と展開」『しにか』九巻一〇号、一九九八年。
（３）坂出祥伸『道教とはなにか』ちくま学芸文庫、二〇一七年。
（４）舘野正美『中国医学と日本漢方』岩波現代全書、二〇一四年。
（５）朱佐（宋代）『類編朱氏集験医方』、一二六六年

(6) 張仲景(漢代)『傷寒論』。

第七章

「住」の視点から読む『養生訓』

第一節　環境を認識し、対応すること

本章では「食」に続いて、「住」の視点から、養生文化と『養生訓』への影響を考察する。「住」と分類されるのは四六項目で、全体四七六項目の中のほぼ一割を占めている。四六項目のうち、①『養生訓』原文に引用文献の著者、文献名、参照内容を明記しているケースは三六項目、②本論筆者が原文の内容により引用参照文献を推定できるケースは六項目、③益軒が五三歳の時に漢籍から医学や健康に関する文献を抜き書きした漢文の『頤生輯要』が手かがりとなるケースは一項目、④引用文献が特定不能のケースは三項目あった。

前章で確認したように、養生文化において重要なのは日常生活の中での実践である。「食」が口を経由して私たちの外側の客観世界を摂取する重要な契機であったのと同じく、「住」はもっとも身近な客観世界そのものであり、その実践の場が養生にとって重要であるのは論を俟たないだろう。これまでも繰り返し指摘してきたように、人間の存在は客観世界との相互作用の中に生きている。「住」は広く人間の存在にとっての環境と考えることができる広い概念なのである。

「住」への配慮が養生にとっても重要な要素であることは、「思」に分類した第8項目（巻第一の8）に「生じて後は、飲食《いんしょく》、衣服《いふく》、居処《きょしょ》の外物《がいぶつ》の助によりて、元気養はれて命をたもつ。飲食、衣服、居処の類も、亦、天地の生ずる所なり」という表現で生活環境の重要性を指摘していることからも理解できる。ここでは客観世界もまた「天地の生ずる所」と認識されているのである。

さて、養生の視点から考えると、人間にとって「住」には大きく分けて自然環境と人工環境の二つがあると言える。

まず自然環境について述べ、人工環境については後述する。自然環境のなかで身体にとって影響が大きいのは、天気・気候の変化である。第33項目（巻第一の33）には次のように書かれている。ここでも天地自然の運行と人間身体との「気」を中心にした強い連関が説かれる。これへの理解が環境に対する正しい認識である。

巻第一の33「気血の流通は健康のもと」

陰陽の気天にあつて、流行して滞《とどこお》らざれば、四時よく行《おこな》はれ、百物よく生《な》る。偏《へん》にして滞れば、流行の道ふさがり、冬あたゝかに夏《なつ》さむく、大風大雨の変《へん》ありて、凶害をなせり。人身にあつても亦しかり。気血《きけつ》よく流行して滞らざれば、気つよくして病なし。気血流行せざれば、病となる。其気上《うえ》に滞れば、頭疼眩暈《とうげんうん》となり、中《なか》に滞れば亦腹痛となり、痞満《ひまん》となり、下に滞れば腰痛脚気《かっけ》となり、淋疝痔《りんせんじ》漏《ろう》となる。此故によく生を養ふ人は、つとめて元気の滞《とどこおり》なからしむ。

ここでは、気血の流通が健康のもとであることが説かれる。まず、陰陽の気は天にあって、おのずから流動して停滞しないと言う。陰と陽は、一元的な気の内部にカテゴリー化された二気であり、対立する二つの様態であるが、互いに対立する他者へと漸次的に変化を続けながら常に動いている関係にあるとされる。[1] そのような流動により春・夏・秋・冬がうまく行われ、万物がよく生成する。
ひとの身体も気血がよく流通していると病気にならない。逆に気血がよく流れないと病気になる。気が停滞する部位によって上方（頭部）だと頭痛や眩暈《めまい》、中程（胸部、腹部）だと心臓病や腹痛、下方（腰部、股部、脚、足）だと腰痛や淋疝《りんせん》（疝気＝下腹部の痛む病気など）や痔瘻《じろう》などの病い、さらに脚気になるというのである。要するに養生の基本とは、気血を流通させるということにある。

〈参照漢籍〉

『黄帝内経』「霊枢」　智者之養生也、必順四時而適寒暑、和喜怒而安居処、節陰陽而調剛柔。如是則僻邪不至、長生久視。

『諸病源候論』　風雨寒暑傷形。

『黄帝内経』「素問」　余知百病生於気也、怒則気上、喜則気緩、悲則気消、恐則気下、寒則気収、炅則気泄、驚則気乱、労則気耗、思則気結。

『黄帝内経太素』　上連目系、上出額、与腎脈会於顛、故気失逆頭痛、頭脈痛。

『三因極一病証方論』　胃心痛者、腹痛胸満、不下食、食則不消。皆臓気不平、喜怒憂鬱所致、此属内因。

『良方』　言沈香大腹皮散　治脚気腫満沈重疼痛、筋脈不利。此証皆由湿気停滞経絡、服之則血気和平、脚軽利為効。

このように身体を流れる気血の停滞が病気であるとすれば、天地自然の運行における「気」の停滞とは天変地異であり、その際には人間は正しい対応・行動を取らなければならない。第85項目（巻第二の45）は大風雨の際の行いに対する注意である。「天の威をおそれて」という表現には第五章で紹介した、自然に対する「畏れ」「慎み」の感情を持たなければならない、という観念が反映されている。

巻第二の45「大風雨と雷に対して」

もし大風雨と雷《いかづち》はなはだしくば、天の威《い》をおそれて、夜といへどもかならずおき、衣服をあらためて坐《ざ》すべし。臥《ふ》すべからず。

大風雨と烈しい雷のときは、天の威力を恐れて、夜中であっても起きて衣服を着て坐っていなければならない。横になって寝ていてはいけないと言う。

〈参照漢籍〉

『礼記』「玉藻」 若有疾風迅雷甚雨則必変、雖夜必興、衣服冠而坐。

また、第60項目（巻第二の20）には自然環境によって、そしてその自然が産する食材からの影響によって人間の寿命も変わる、と述べられている。それは食材などからの影響だけでなく、その環境が人間の「欲」に影響を及ぼすからである。明代の陳継儒（一五五八〜一六三九年）も次のように言っている。

深山幽谷之人、多高年者、嗜慾少故也。（『福寿全書』）

深山幽谷に暮らす人が多く長命なのは、欲を少ない状態に保つことができるからであると言うのである。『養生訓』では、次のように「山中の人は長命」と説かれる。

巻第二の20「山中の人は長命」
山中の人は多くはいのちながし。古書にも山気は寿多《じゆおお》しと云《いう》、又寒気は寿《いのちながし》ともいへり。山中はさむくして、人身の元気をとぢかためて、内にたもちてもらさず。故に命ながし。暖なる地は元気もれて、内にたもつ事すくなくして、命みじかし。又、山中の人は人のまじはりすくなく、しづかにして元気をへらさず、万《よろず》ともしく不自由なる故、おのづから欲《よく》すくなし。殊に魚類まれにして肉にあかず。是《これ》山中の人、命ながき故なり。市中にありて人に多くまじはり、事しげければ気へる。海辺の人、魚肉をつねに多くくらふゆへ《ゑ》、病おほくして命みじかし。市中にをり海辺に居ても、慾をすくなくし、肉食をすくなくせば害なかるべし。

古書にも「山気」「寒気」は寿《いのちながし》と言う。なぜかと言えば、山中は寒く身体の元気を閉じかためて内にたもって外部にもらさないからと言うのである。

また山中のひとは交際も少なく静かなので元気を減らすことがなく、万事につけて不自由であるから、ついつい欲も少なくなるというわけである。ことに魚類がほとんどないので魚肉にあきることはない。それに引きくらべて、町の中では環境がまったく逆になる。また海辺もそうである。魚肉を食べすぎるので、病気にかかりやすいと。

〈参照漢籍〉

『近思録』「巻一三」　若言居山林間、保形煉気以延年益寿、則有之。

『千金要方』　関中土地、俗好倹、厨膳肴饈、不過菹醬而已、其人少病而寿……江南嶺表、其処饒足、海陸鮭肴、無所不備、土俗多疾而早夭。

『福寿全書』　深山幽谷之人、多高年者、嗜慾少故也。

以上に示されたように、すでに近世から養生の視点においても自然の環境による人間の生存状態、心身状況への影響は想像以上に強く認識されており、重視すべきであるとの認識が確立していたことがわかる。

第二節　天気、季節に順ずること

この「住」（自然環境）には空間的な意味あいだけではなく、「時間」的な概念も含まれている。つまり季節と人間との関わりである。季節についての注意は数多いが、これらも本書では「住」の時間的な範疇であると考える。暑さ・寒さに対する注意は、たとえば、夏については第319項目（巻第六の15）で霍乱《かくらん》（暑気あたり）・傷食（食べ過ぎ）・泄瀉《せっしゃ》（下痢と嘔吐）などの予防として冷えた生ものの飲食を禁じたり、秋口を迎える季節については第322項目（巻第六の18）で涼風にあたりすぎないように述べたり、冬については第324項目（巻第六の20）で一定期間房事を避けるよう呼びかけている。

巻第六の18「秋の衛生」
秋は、夏の間肌《はだえひら》開け、七八月は、残暑も猶烈《なおはげ》しければ、腠理《そうり》いまだとぢず。表気いまだ堅からざるに、秋風すでにいたりぬれば、感《かん》じてやぶられやすし。慎《つつし》んで、風涼にあたり過《すご》すべからず。病ある人は、八月、残暑退きて後、所々に灸《きゅう》して風邪《ふうじゃ》をふせぎ、陽を助けて痰咳《たんせき》のうれひをまぬがるべし。

夏に開いた皮膚はそのままで、腠理《そうり》がまだ閉じていないと言う。腠理とは中国伝統医学の専門用語で、現代医学的に言えば、消化、排泄機能を含む腹部や全身の毛穴つまり汗腺に相当する。それがまだ開放状態であることを指摘している。表面の「気」がまだ硬くなく、寒気が体内に侵入しやすい。持病を持つひとは、八月になって残暑が衰えてから、身体の数ヵ所に灸をして、風邪を予防し、体内の陽気つまり活力、成長、向上の「気」を増強し、痰、咳などの病にかからないよう工夫すべきであると注意を促している。体表面の皮膚の「気」というものについて、その役割の重要さが認識されているのである。

〈参照漢籍〉
『遵生八牋』季秋之月、草木凋落、衆物伏蟄、気清、風暴為朗、無犯朗風、節約生冷、以防厲疾。

巻第六の20「冬至と静養」
冬至《じ》には、一陽初《はじめ》て生ず。陽気の微少《びしよう》なるを静養すべし。労動すべからず。此日、公事《こうじ》にあらずんば、外に出《いず》べからず。冬至《とうじ》の前五日、後十日、房事《ぼうじ》を忌《い》む。又、灸《きゆう》すべからず。続漢書に曰《いわく》、夏至《げし》水を改め、冬至《とうじ》に火を改むるは、瘟疫《おんえき》を去なり。

冬至は一年のうちで太陽の高度がいちばん低くなるときであり、それまで支配的だった陰の気のうちに陽の気が生じ始めるという認識が示されている。その陽気の微少なものを大切に養わなければならない。そのためには労働をさけて静養するのがよいと説かれる。また、冬至の前五日と後十日は房事を避けるのがよいとも。また、灸をするべきではない。『続漢書』にも、夏至には飲用水源（井戸）を整備、修繕し、冬至には火＝台所を整備、修繕して伝染病（中国伝統医学で温病と呼ばれる）の予防をすることが肝要であると述べている。

〈参照漢籍〉
『太平御覧《たいへいぎょらん》』『続漢書』「礼儀志」曰、夏至日浚井改水、冬至鑽燧改火、可去温病也。

季節における食材・食事のとり方への注意も「住」への配慮として考えられるであろう。第六章で述べた「食」についての注意と重複する条項も多いが、たとえば季節によって食材が大きく変質することについて、第221項目（巻第四の39）には細かい記述（たとえば夏期に雉肉、魚の腹の下が赤いもの、自然死した鳥で足が伸びないものなどを食べてはいけないなど）がある。第203項目（巻第四の21）は薑《はじかみ》（生姜）を特定の季節には食べないほうがよいと述べている。八月、九月頃食べると翌春になって眼病になるというのだが、その根拠は不明である。

また季節によって食べる量を調節したほうがよいなどの注意、「日が短いとき、昼のあいだに点心（茶うけの菓子）を食べてはいけない」が第178項目（巻第三の70）にある。昼は多く食べないほうがよいというのがその理由である。

この他にも列挙すると、第323項目（巻第六の19、冬は心気を閑にしおさめて保つべし）、325項目（巻第六の21、冬月は急病にあらずんば針灸すべからず）、329項目（巻第六の25、冬、空腹にして寒にあたるべからず）、330項目（巻第六の26、大寒にあたりて即《すなわち》熱物《あつきもの》を食飲すべからず）などには季節ごとの養生的な注意が書かれている。特に冬場の過ごし方についてであるが、天地の陽気が閉じ隠れて人間の血気が静まるときなので、心気を体内に保ちつつも身体を温めすぎないこと、急病でなければ鍼・灸・按摩をしないこと、大寒にあたった後の熱い物の飲食禁止など、陽気を漏らさないための注意が細かく述べられている。

さらに、第326項目（巻第六の22）には大晦日の行事が取り上げられ、灯火で家内を明るくし、かまどで爆竹を鳴らし、香や火を焚くことを奨めている。要するに陽気を助けるのである。

また、第431項目（巻第八の9）、434項目（巻第八の12）では老人の季節ごとの注意が述べられている。季節によって調整しなければならないのは、鍼灸や薬を摂取する場合でも同じである。ここにも薬食同源の思想が反映している。先ほど第325項目を挙げたが、ほかに第470項目（巻第八の48）にも病種によって治療の季節を調整するべきと書かれている。すなわち二月灸と八月灸は脾胃の陽気を発生させ循環がよくなると言う。鍼灸にも季節や天気が影響するのである（第456項目＝巻第八の34、461項目＝巻第八の39）。

巻第八の48「灸の効用——二月灸と八月灸と」

脾胃《ひい》虚弱にして、食滞《とどこお》りやすく、泄瀉《せつしや》しやすき人は、是《これ》陽気不足なり。殊に灸治《きゆうじ》に宜し。火気を以《もつて》土気《どき》を補へば、脾胃《ひい》の陽気発生し、よくめぐりてさかんになり、食滞《とどこお》らず、食すゝみ、元気ます。毎年二八月に、天枢《てんすう》、水分、脾兪《ひのゆ》、腰眼《ようがん》、三里を灸すべし。京門《けいもん》、章門《しょうもん》もかはるぐ灸すべし。脾《ひ》の兪《ゆ》、胃《い》の兪《ゆ》もかはるぐ灸すべし。天枢《てんすう》は尤《もつとも》しるしあり。脾胃虚《ひいきょ》し、食滞《しょくとどこお》りやすき人は、毎年二八月、灸《きゅう》すべし。臍中《さいちゅう》より両旁《りょうぼう》各二寸、又、一寸五分もよし、かはるぐ灸すべし。灸炷《きゅうちゅう》の多少と大小は、その気力《きりょく》に随ふべし。虚弱の人老衰の人は、灸炷《きゅうちゅう》小にして、壮数もすくなかるべし。天枢などに灸するに、気虚弱《きよじゃく》の人は、一日に一穴、二日に一穴、四日に両穴、灸すべし。一時に多くして、熱痛を忍ぶべからず。日数をへて灸してもよし。

ここでは灸の効用が述べられている。脾胃が虚弱で食物がとどこおりやすく、またよく下痢をする人は、陽気が不足しているためで、こうした人には灸がよいと説く。火気をもって土気を補うと、脾胃の陽気が発生して、循環がよくなり元気がふえると言うのである。「火気」「土気」などの言葉が出てくるが、これも「気」の一つのカテゴリーとしての「五行」思想を反映したものである。五行思想は、万物を組成するもとになる木・火・土・金・水の「気」によって世界全体が生まれてくるメカニズムをそれぞれの「気」の関係と強弱によって説明するものである。

「火気をもって土気を補う」とは灸をすえることで、毎年二月、八月（旧暦）の灸が特に奨められる。

天枢・水分（へそのすぐ上）・脾兪《ひのゆ》（第十二胸椎の上端）・腰眼（薦骨《せんこつ》の真ん中）・三里に灸をするのがよい。京門（第十二肋骨部）・章門（第十肋骨部分）にも交互に灸をするとよい。天枢への灸はもっとも効果的である。

脾胃が弱く、食がとどこおりやすい人は毎年二月、八月に灸をするのがよい。臍《ほぞ》から両側に二寸（六センチ）または一寸五分（四・五センチ）の部分に交互にすえるのがよい。灸の芯の多少と大小は、そのひとの気力にしたがって定めればよい。

虚弱のひと・老衰のひとは灸を小さく、数も少なくするのがよい。天枢などに灸をするときは、気の弱いひとには一日一穴、あるいは二日に一穴、四日に二穴ぐらいがよい。一度に多くして熱痛を無理に我慢してはいけない。日数がたってから灸をすえてもよい、と指示は非常に具体的である。

このように、予防、治療行為の実施についてその効果を最大限にするために、季節、時機と病気の種類とを十分に勘案、配慮することの重要さを強調していることが『養生訓』の特徴である。人間の身体状況と病気は環境、季節と関係するが、予防、養生、治療もその要素を入れて考え、正しい、適切な方法を選ぶべきであると言うのである。

〈参照漢籍〉

『医学入門』　虚者灸之使火気以助元気也。実者灸之使実邪随火気而発散也。寒者灸之使其気複温也、熱者灸之引鬱熱外発、火就燥之義也。

『千金要方』　凡言壮数者、若丁壮遇病、病根深篤者、耐倍于方数、其人老小羸弱者、可複減半。

『外台秘要』　凡灸有生熟、候人盛衰及老小也。衰老者少灸、盛壮強実者多灸。

『黄帝内経』「素問」　天枢之上、天気主之、天枢之下、地気主之、気交之分、人気従之、万物由之。

第108項目（巻第二の68）は、「住」に関わる風土（空間）、季節（時間）の特徴を認識して、陰陽のバランスに基づいたふさわしい食物、薬、行いを調整することが養生の中心であることの総括である。陰陽思想は言うまでもなく、中国古代哲学の中心である。益軒はこれに基づいて人間がどのように自然環境と折り合って生活していくべきかを示していると言える。次に掲げるのは巻第二の最後の項目であるが、そこでは天地に流れる陰陽二つの「気」について、そのバランスや病気などとの関連が説かれている。少々長いので引用するのは前半の部分である。

巻第二の68「天地陰陽について」

天地の理、陽は一、陰は二也。水は多く火は少し。水はかは《わ》きがたく、火は消えやすし。人は陽類にて少く、禽《きん》獣虫魚は陰類にて多し。此故に陽はすくなく陰は多き事、自然の理なり。すくなきは貴《たっ》とく多きはいやし。君子は陽類にて少く、小人《しょうじん》は陰類にて多し。易道《えきどう》は陽を善《ぜん》として貴《たっ》とび、陰を悪《あく》としていやしみ、君子を貴《たっ》とび、小人をいやしむ。水は陰類なり。暑月はへるべくしてます〱多く生ず。寒月はますべくしてかへってかれてすくなし。春夏は陽気盛《さかん》なる故に水多く生ず。秋冬は陽気変る故水すくなし。血は多くへれども死なず。気多くへれば忽《たちまち》死す。吐《と》

> 血《けつ》、金瘡《きんそう》、産後《さんご》など、陰血大に失する者は、血を補へば、陽気いよ〱つきて死す。気を補へば、生命をたもちて血も自《おのずから》生ず。古人も血脱《ちだつ》して気を補ふは、古聖人の法なり、といへり。人身は陽常《つね》にすくなくして貴とく、陰つねに多くしていやし。故に陽を貴とんでさかんにすべし。陰をいやしんで抑《おさ》ふべし。元気生生すれば真陰も亦生ず。陽盛《さかん》なれば陰自《おのずから》長ず。陽気を補へば陰血自《おのずから》生ず。もし陰不足を補はんとて、地黄《じおう》、知母《ちも》、黄栢《おうばく》等、苦寒の薬を久しく服すれば、元陽をそこなひ、胃ノ気衰《おとろえ》て、血を滋生《じしょう》せずして、陰血も亦消《きえ》ぬ。又、陽不足を補はんとて、烏附《うぶ》等の毒薬を用ゆれば、邪火を助けて陽気も亦亡ぶ。是は陽を補ふにはあらず。

この項では、天地自然に陰陽二つの「気」がどのようなかたち・バランスで働き、また人は養生の観点からその動きをいかに活用すべきかが詳しく述べられている。

天地の理における陰陽の比率は、陽が一で、陰は二であると言う。水は多くて火は少ない。水はかわきにくく火は消えやすい。人間は陽に属して数少なく、鳥獣虫魚は陰に属して数が多い。こうした事実でもわかるように、陽は少なく陰は多いということは自然の理である。少ないものは貴く、多いものは卑しいとされる。君子は陽の類いで少なく、小人は陰の類いだから多い。易道は陽を善として貴び、陰を悪として卑しみ、君子を貴び、小人を卑しむのである。

水は陰に属している。暑い季節には水を減らしたいが、生活上ではますます多くなり、寒い季節は増やしたいのだが、かえって少なくなると言う。これはどういうことだろうか。陰陽は常に共存共長しているが、その特性として同時に反対方向へと転換していくものとされている。暑い季節は陽気が膨張して万物が成長する時期だが、同時に陰へと転換しその表徴としての水も膨張する。双方のバランスが崩れやすいので、干ばつの一方で、豪雨、川の氾濫による水害が起こりやすいという現象になる。同じように、寒い季節には陰気が旺盛、世間万物は成長期が終わり、陽気の支えがごく少ないので、水の存在とパワーも低下する。

人間の場合、血は多く減っても死なないが、「気」すなわち元気が多く失われるとただちに死んでしまう。吐血、刀傷、産後の出血など、血液をたくさん失ったときに血を補うと、陽気が減ってかえって死ぬことになると言う。

血は陰の気であること、出血で失ったときにそれを補うだけでは、救命はできないということを語っているのである。したがって元気（陽の気）を高める措置をすれば補血の延命効果も現れ、生命をたもつことができて、さらに血液も自然に生じてくることになる。

中国伝統医世界においては、長期の病気、極衰弱、外傷性大出血による気絶の病人に対する救命方法は、まず呼吸を回復、維持することと止血すること。その時の常用手法は独参湯《どくじんとう》などの漢方薬を使い、陽気、元気の回復を優先させ、その後に治療の実施が始まる。気を無視して、補血だけに期待するのは賢明な医者とは言われなかったであろう。

益軒も続けて古人の言を引いている。「血脱して気を補うは、古聖人の法なり」と。体内には陽が少なく、陰が多い。だから陽を貴んで盛んにしなければならない。元気がいきいきと生ずると、それに応じて真陰もまた生じてくる、と陰陽の共存共長メカニズムを説いている。陽が盛んであると陰も自然に成長する理からすると、陽気を補うと陰に属する血液もおのずから生ずるであろうと明察している。

さらに具体的に、もし陰の不足を補うために、地黄《じおう》、知母《ちも》、黄柏《おうばく》などの薬草を長いあいだ服用すると、陽のもとをそこない胃の「気」が衰えて血を養わないから陰血もまた消えていくことになるだろう、と踏み込む。また陽の不足を補おうとして烏附《うぶ》（とりかぶと属の植物）などの毒草を使用すると、良い効果をもたらさない邪火の暴走を助けて陽気も同時になくなってしまうことになる。これは陽を補うことにはならない、とつけ加えるのも忘れていない。

これまで繰り返し述べてきているとおり、天地は陰と陽の対立と相互転換から成っているという見方は「気」の思想の根本だが、その天地自然を構成する物や事象も陰陽どちらかに分類される。例えば、太陽は陽・月は陰、男性は陽・女性は陰、表は陽・裏は陰、奇数は陽・偶数は陰、熱いは陽・寒いは陰などであるが、この項でも火は陽・水は陰、人間は陽・鳥獣虫魚は陰に属するという。そして陽は陰に対して少ないがゆえに尊いということになる。

〈参照漢籍〉

『易経』「上経」　故一為陽、二為陰。一生三、生五、陽之象也。二生四、生六、陰之象也。

『易経』第二三　卦之山地剥　上艮下坤、中存坤象、陰多陽少、小人衆而君子独……陽貴陰賤、一貴居於三賤之下。

『侶山堂類弁』　大則数少、小則数多。
『傷寒論』　三陽者、太陽、陽明、少陽。三陰者、太陰、少陰、厥陰。
『黄帝内経』「素問」　陽気者、若天与日、失其所則、折寿而不彰。
『奇効良方』　血脱益気、古聖人之法也。
『丹渓心法』　言黄柏知母酒　陰常不足、陽常有余、宜常養其陰、陰与陽斉、則水能制火、斯無病矣。
『脾胃論』「飲食労倦所傷始為熱中論」　人以胃気為本。
『格致余論』「治病必求其本論」　経云：安谷則昌、絶穀則凶、猶兵家之有餉道也。餉道一絶、万衆立散。胃気一敗百薬難滋。一有此身、必資谷気、穀入胃灑陳於六腑而気至。和調於五臟而血生。而人資之以為生者也。故曰後天之本在脾。
『軒岐救正論』　丹渓謂黄耆補元気。此非補元気。乃補衛気也。
『類経』　至陰虚天気絶、至陽盛地気不足、此明陰陽不交之敗乱也、而丹渓引之、以証陽道実、陰道虚、而謂陽常有余、陰常不足、斫伐生機、莫此為甚、此則用丹渓而不為丹渓用也。
『医宗必読』「腎為先天之本脾為後天之本論」　胃気猶兵家之餉道、餉道一絶、万衆立散。胃気一敗、百薬難施。一有此身、必資穀気、穀気入胃、灑陳於六腑而気至、和調於五臟而血生、而人資之以為生者也。故曰後天之本在脾。

以上、「住」のうちの一つ、季節や天気などの自然環境についての配慮、そしてそれが生み出す食材や薬、あるいは気候条件などに合わせて人間が生活において調整すべき点について益軒の説くところを概観した。

第三節　方向、方位を選択すること

くり返しになるが、養生は「気」を中心とした自然の原理と人間存在を調和させていこうとする思想を根幹に持っている。自然環境と人間を調和させていく考えとして、たとえば日本でも広く知られたものとしては「風水」が挙げられるだろう。風水は一般的には住居の位置や間取り、家具の配置などに配慮して、幸運を呼び込む処世術のようなものと理解されることが多いが、本来は、自然環境と人間存在の関係の適合性を調整する「場」についての思想であり、地相＝自然環境の特徴を読み解くことを通じて、人間への影響・損益度を調整して生活環境を良い方向に導いていこうとする中国古来の哲学である。これが歴史的に八卦などと組み合わされて方位や方向についての吉凶判断に発展していく。

「風水」の語の「風」の概念は、「気」と表現することもできる。見える形、色がなく常に遊動、変化する存在であり、時には巨大な力となって、世間万物を圧迫、破壊する。またある時は万物を優しく慰撫してくれる。

一方の「水」は自然万物を育成する最も重要な物質である。一定の形状、味、色がなく、条件によって液体、気体、固体へと自由に変化する。人体の七割を構成する基本物質でもある。人間を含む哺乳動物の生命が生存する必須の条件は「空気」と「水」であるから、生命力の質を追求する養生文化においては当然「風水」が人間の存在へ及ぼす影響力を視野に入れている。養生文化の視点は、人間が生存するうえでの自然環境（＝風水）との相互関係、影響、影響の程度、調整方法（客観的な環境の調整と人間自身の内面の調整）に及んでいる。(2)

こうした世界観は長い間迷信、非科学的、先進性がないなどと批判されてきた。しかし無定見な環境破壊によって人間の生存が危機に直面しているという警告は科学者たちによって常に発信されている。土壌、山、森林、水、海、空気、風など自然環境の汚染・破壊により引き起こされた異変は、人体を非健康的、非養生的な状態へと追いやり、危機的な情報は人々を不安に陥れている。環境による人体への影響を重要視し、環境を改善しなければならないという認識は今や広く常識であり、益軒が三〇〇年前に論じた環境影響と人体健康の因果関係の論点は一般にも共有されているであろう。

しかし、もしこのまま環境の破壊が大規模に進み、人間にとって劣悪な環境が当たり前のようになってしまい、他の選択もできない事態になった場合、環境が及ぼすひとの心身への影響を見極め、調整と調合方法を工夫するのは、伝統ある養生文化の役割となるかもしれない。

この風水思想は、場所あるいは環境がそこに存在する生命の力に影響するという考えであるとも言える。その意味では風水思想は養生文化の構成要素の一つとも言える。風水を含む環境と生物の相互影響は人類だけではなく、動物、植物、すべての生物にとっても同じである。

類似した観念は漢方薬の世界でも見られる。漢方の薬剤の専門家の間では、産地によってその効果が異なるという見識が強く存在する。つまり、同じ薬の原料であっても栽培地が変わると、その効果に違いがあるというものである。

例として「牡《ぼ》丹《たん》皮《ぴ》」、略称「丹皮[3]」は牡丹の茎を原料とする薬であるが、山東省産の丹皮と河南省産の丹皮では薬効に違いがあることは漢方の世界では定説となっている。山東省で栽培される牡丹の花はそれほど美しいとされないが、丹皮の薬効には高い評価がある。ところが、河南省産の牡丹の花は大きく美しいが、薬効の評価は高くない。近代医学によって分析が試みられ、成分の問題、構造の問題、土、栄養、養分などその原因についていろいろ説があるものの、未だに究明されていない。

「杜仲」にも同様の例がある。杜仲は本来、皮の部分を薬の原料として用いる。一般に薬品以外の健康食品など食品に使う場合には皮以外の部分が使われる。ある日本企業が長期間かけて、杜仲を日本で栽培して葉をお茶として利用する研究を進め、成功した[4]。しかし、その効果は原産地で栽培された杜仲の葉の効果、薬効とは違いがあった。人工的に植物の生長環境、緯度、経度、湿度、高度などを再現して同じようにしても、実際には同等の効果を得ることはできないことがわかっている。

「甘草」の例もある[5]。同じ種類、名称の甘草はいくつもの種類があるが、肝臓に対する薬効が顕著なのは内モンゴル産の甘草だけである。他の甘草とどのような成分の違いがあり、薬効に対して大きく影響するのか、その土地、環境以外でなぜできないのか、など現在の科学では謎がまだ解けていない。

これを人間生命の問題として考えてみると、仮に考えうる限りのすべての条件を人為的に整えたとしても、すべての人間が健康になることはできないであろう。人間・生物にとっての「住」はつまるところ、人間・生物の生命力にとって決定的な影響力を持っているのである。

こうした意味で、自然環境は人間にとって無理やりに大きく改変することは困難であり、言ってみれば人間の選択の余地が少ない条件であるとも言えるが、「住」のもう一つの側面である人工的な環境は人間の選択の余地が比較的大きいと言えるであろう。養生はそうした意味で、可能な限り自然環境に寄り添いつつ、人為的に工夫して対応しようとする思想なのである。

次に、人工的な環境についての『養生訓』の注意を概観する。

第255項目（巻第五の3）には寝るときのからだの向きについての注意が書かれている。北枕は縁起が悪い、といった理由からではなく、睡眠の質に影響するからなのである。

巻第五の3「東枕で寝る」

臥《ふす》には必《かならず》東《ひがし》首《マクラ》して生気《しょうげ》をうくべし。北首《まくら》して死気をうくべからず。もし君父近きにあらば、あとにすべからず。

寝るときはかならず東枕にして生気を受けるがよい。北枕にして死気を受けてはならない。もし主君や父などがそばにいられたならば、そちらに足を向けて寝てはいけない。気の性質によって分けられる生の気と死の気の働きを重視しているのである。

〈参照漢籍〉

『天隠子』 在乎南向而坐、東首而寝。

また第313項目（巻第六の9）では居室の位置や条件について注意を記している。

巻第六の9「湿気に注意」

居所《おりどころ》、寝室《ねや》は、つねに風寒暑湿の邪気《じやき》をふせぐべし。風寒暑は人の身をやぶる事、はげしくして早し。湿は人の身をやぶる事おそくして深し。故に風寒暑は人おそれやすし。湿気は人おそれず。人にあたる事ふかし。故に久しくしていえず。湿ある所を、早く遠ざかるべし。山の岸近き所を、遠ざかるべし。又、土あさく、水近く、床《ゆか》ひきゝ処に、坐臥《ざが》すべからず。床《ゆか》を高くし、床の下の壁《かべ》にまどを開きて、気を通ずべし。新にぬりたる壁に近付《ちかづき》て、坐臥すべからず。湿にあたりて病となりて、いえがたし。或《あるいは》疫病《えきびよう》をうれふ。おそるべし。文禄《ぶんろく》の朝鮮軍に、戦死の人はすくなく、疫死《えきし》多かりしは、陣屋ひきく、まばらにして、士卒、寒湿にあたりし故也とぞ。居処《おりどころ》も寝屋《ね》も、高くかは《わ》ける所よし。是《これ》皆、外湿をふせぐなり。一たび湿にあたればいえがたし。おそるべし。又、酒茶湯水を多くのまず、瓜、菓、冷麪《れいめん》を多く食《くら》はざるは、是皆、内湿をふせぐなり。夏月、冷水を多くのみ、冷麪《れいめん》をしば〳〵食すれば、必《かならず》内湿にやぶられ、痰瘧《たんぎやく》、泄痢《せつり》をうれふ。つゝしむべし。

「風」「寒」「暑」「湿」は邪気であり、居室、寝室においては常に防ぐように努めなければならないと言う。暑さ寒さや風に身を晒せば身体が悲鳴をあげるのは人々にもすぐわかることであるが、湿の悪影響に人々はなかなか気がつかないものである。湿はひとの身体をそこなうことが遅いからであるが、そこなう度合いは深いと言う。人々は湿気をこわがらないが、じつは湿に当たると底深く身体に入りこんできて、容易に治らないものである。したがって、湿気があるところから早く離れなければならないというのが益軒の主張である。

具体的にはどうだろうか。山を流れる川の岸近いところ、低地で水に近く床の低いところからは遠ざかることを奨める。水に近いところにいなければならない場合には床を高くし、床の下の壁に風通しの窓をあけて気の流通をよくすべしと説く。さらに、塗りたての壁に近づいて坐臥していると湿気に当たって病気になり、治りにくい。あるいは疫病（伝染病）になることもあるから、恐れなければならない。実例として益軒は文禄の朝鮮の役を挙げている。文禄元（一五九二）年に、戦死者よりも疫病で死んだ者が多かったのは、陣屋（軍営）が低くまばらであって、兵士が寒・湿に当たったためだと。

湿への警戒に関しては酒や茶や湯水などに対しても強く意識されている。それらを多く飲まないようにし、瓜・果物・冷たい麵類を多くとらないようにするのは、すべて内湿を防ぐためであると。夏期に冷水を多く飲み、冷たい麵をしばしば食べると、かならず内湿によってそこなわれ、痰瘧《たんぎゃく》（おこり・熱病）や泄痢《せつり》（下痢）になる。大いに用心するがよいと言うのである。

〈参照漢籍〉

『金匱要略』　内湿、多因久病脾虚或飲食不節、貪食生冷、嗜飲酒類、損傷脾気、以致脾陽不振、運化失司、気化不利。

『古今医統大全』「養生余録・摂生起居篇」　坐臥之処、必須固密……是故窪下之地不可処、慎其湿也、踈漏之地不可処、慎其風也……幽冥之壑不可処、慎其陰鬱之毒也。

『飲膳正要』　凡枯木大樹下、久陰湿地、不可久坐、恐陰気触人。

『寿親養老新書』「東坡治脾節飲水説」　江南一老人年七十三、状貌気力如四五十、人問其所得、初無異術、但言平生習不飲湯水耳。常人日飲数升、吾日減数合、但只沾唇而已。脾胃悪湿、飲少胃強、気盛液行、自然不湿、或胃暑還行、亦不念水、此可謂至言不煩。

養生文化のうちには、広い意味での「住」すなわち自然環境と人工的建物の人体への影響は、使用者の事業の進行、また使用者だけではなく使用者の子孫の繁衍、健康、成長など身体・頭脳の能力（遺伝子の伝承と変異）にも及んでいるとする説もある。『易経』における自然の陰陽五行相生相克理論のもとで膨大な変化をする方程式が構築されており、現在でも住宅やオフィス、工場、店舗、劇場、病院、駅、空港等々の位置、高度、方向、材料、設計、施工、色、家具の配置などが、使用者や入居者にとっての利便性・快適性だけではなく、人間の健康に対しても影響のあることが常識になっている[6]。

これは先に触れた風水思想によるものだが、人工環境つまり住居や都市（陽宅）の位置と方向と墳墓（陰宅）の位置と方向が大きな主題であり、大地を流れる「生気」の溜まる場所にそれらを建設しなければならないとする。

『養生訓』の中にも家具の配置や環境、場所などが健康にも影響するという考えは、第257項目（巻第五の5）などに見られる。この項目にも風水的な要素が認められる。

巻第五の5「居室と家具は質素」

常に居る室も常に用《もちう》る器も、かざりなく質朴《しつぼく》にして、けがれなく、いさぎよかるべし。居室は風寒をふせぎ、身をおくに安からしむべし。器は用をかなへて、事かけざれば事たりぬ。華美を好めばくせとなり、おごりむさぼりの心おこりて、心を苦しめ、事多くなる。養生の道に害あり。坐する処、臥《ふ》す処、少《すこし》もすき間あらばふさぐべし。すき間の風と、ふき通す風は、人のはだえ《へ》に通りやすくして、病おこる。おそるべし。夜臥《ふ》して耳辺に風の来る穴あらば、ふさぐべし。

居室や家具は質素で清潔なものがよいというのが第一条件である。家具は用をたし得ればよし、華美は癖になり、驕りになって心を苦しめることになると言う。まさに養生の道に反する結果をまねくのである。

そうして少しでも隙間があったらそこを塞ぐこと。隙間風や吹き通す風、寒風はひとの肌に通りやすく病気を引き起こすと説く。夜寝たときに耳もとに風の吹きくる穴があれば塞ぐように、と益軒はさらに注意を促しているが、現代ではあまり聞かない話になっている。いずれにせよ気持ちよく安らかに過ごすことの貴重さを述べているのである。

〈参照漢籍〉

『千金要方』「養性」　至於居処、不得綺靡華麗、令人貪婪無厭、乃患害之源。但令雅素浄潔、無風雨寒湿為佳。

『千金要方』「養性」　夜臥当耳勿有孔、吹人即耳聾。

以上ここまで「住」の言葉のもとに人間の生存環境を広く捉えて考察してきた。「食」が口を経由して客観世界を摂取する重要な契機であったのと同じく、「住」への配慮は養生における重要な要素であった。まとめてみると、人間にとって「住」の持つ意味には二つの側面がある。ひとつは自然環境、そして人工環境である。人間はおかれている環境について認識し、正しい対応・行動を取らなければならない。この自然環境には「時間」的な概念も含まれている。つまり季節と人間身体の変化との関わりである。養生の視点からは、人間はおかれている環境（空間、時間）について認識し、正しい対応・行動を取らなければ生命力を損なう。

自然環境と人間を調和させていく考えとして、日本でも広く知られる「風水」が挙げられる。風水は地相を読み解くことを通じて、自然環境と人間の存在との関係を調整する「場所」についての思想であり、環境と人間の関係を調整して限定された生活環境を良い方向に導いていこうとする態度である。『養生訓』の中にも二つの環境についての風水的な要素が認められる。風水思想は、場所あるいは環境がそこに存在する生命の力に影響するという考えであるとも言える。その意味でも養生思想と共通する要素が多い。

人間にとっての「住」は人間の生命力に対して決定的な影響力を持っている。自然環境は無理やり大きく改変することは困難であるが、「住」のもう一つの側面である人工的な環境は人間の選択の余地が比較的大きいと言えるであろう。養生はそうした意味で、可能な限り工夫して環境の変化に対応しようとする思想なのである。

さらにもう一点、養生思想の現代的な意味についても強調しておきたい。近代文明が発達し、工業化、都市化などによって人体に有害な物質・要因が増え、生命体に悪い影響を与え、生命が劣化する危機が増大した。筆者はこれをひとつの環境＝「住」の問題として認識すべきだと考えている。つまり、人間は自然環境を正しく認識せず、誤った方向に改変してしまったのであり、それが近代文明の最大の難問だと言えるだろう。そのような意味で環境が人体に影響を与えるという考え方の原点は、すでに2000年前に現代に通じる「環境」「風水」「住」に対する認識があり、近世日本の貝原益軒も『養生訓』によってその認識を普及しようと試みたと評価しうるであろう。

(1) 『事典　哲学の木』講談社、二〇〇二年。
(2) 謝心範『真・養生学』広葉書林、一九九七年。
(3) 謝心範『日本で買える本場中国の漢方薬ガイド』講談社、一九九八年。
(4) 謝心範『驚異の田七杜仲パワー健康法』廣済堂出版、一九九六年。
(5) 謝心範『C型肝炎=肝臓ガンの時代は終った』海竜社、二〇〇〇年。
(6) 謝心範『真・養生学』広葉書林、一九九七年。

第八章　「衣」の視点から読む『養生訓』

第一節 「衣」についての概説

本章では「衣」の視点から、『養生訓』と養生文化を考察する。「衣」と分類されるのは非常に少なく五項目（本文内に明示されているもの四項目、現代語訳文一項目）で、全体四七六項目の中の一パーセントということになるが、養生思想との関わりを念頭におきながらそれらについて考察してみよう。中国では日常生活を構成する基本的な要素について「衣食住行」という表現がある。冒頭に挙げられていることからも、「衣」の重要性は言うまでもない。これは日本でも同じである。

庄司光は「元来衣食住業の生活に関する科学の発達には、大学におけるアカデミックな研究が必要なのはいうまでもないが、同時に全国各地での生活に即応した研究、調査がなくてはならない」と、著書『衣服の衛生学』[1]新版の序に書いている。また「はしがき」には「衣服は人間の生存に欠くことの出来ないものであり、衣服の適否は人間の発育、健康に重大な影響を与え、又働く時の衣服の如何は作業の能率や安全に関係する。日本の復興のためには私達の衣服は健康的、能率的でなければならない」とある。さらに「衣服の衛生学についていえば、全国各地では気候、風俗、習慣が千差万別であり、又各人の働く環境も皆違うのだから、このような場面のそれぞれにふさわしい研究、調査が行われ実際生活の改善に役立つような成果があげられることが望ましい」と述べており、衣に関しては各地方ごとにさまざまな形で発展してきたことに言及している。

本書においては「衣」をもう少し広く捉え、単なる衣服のことではなく、何らかの目的で人間の身体に装着するもの全般を視野に入れる。

その中で代表的な衣服・衣装の起源にはさまざまな説があるが、体温の保持、身体損傷の回避などの目的で植物の葉や動物の皮を利用したのがその始まりであろう。衣装は社会の形成とともに身体装飾、辟邪（邪悪を避けること）、聖別、権力の誇示などの宗教的、または政治的な目的とも絡み合いながら発展してきたことが想像される。そうした衣装を含む身体に装着されるもの全般である「衣」の基本的な効用は、次の三点にまとめられるであろう。

まず第一に、「衣」の生理性と名づけられる側面。人間身体に常に触れているため、身体に直接的な影響の大きいことは言うまでもない。皮膚の保護効果、体温の保持・調整、身体損傷の回避・軽減、衛生管理、変化への適応性向上、快楽性など、文明の発達とともに、生理的なさまざまな機能も時代とともに発見されてきた。また身体機能を保護するだけではなく、その機能を拡張・補完する機能をも持っている。『養生訓』の第275項目（巻第五の23）には次のように説明されている。

巻第五の23「風寒を防ぐ」

東垣《とうえん》が曰《いわく》、にはかに風寒にあひて、衣うすくば、一身の気を、はりて、風寒をふせぎ、肌《はだ》に入らしむべからず。

ここでは風寒を防ぐという基本的なことを述べている。東垣とは李《り》東垣《とうえん》という中国金・元時代の名医のこと。急な風寒に見舞われたときには、気を張って、身体内に入らないようにしなければならないと言う。脾胃を内傷すると百病を生じるという「内傷説」を唱えており、風寒も内傷の原因と考えているのである。

〈参照漢籍〉

『脾胃論』遇卒風暴寒、衣服不能御、則宜争努周身之気以当之、気弱不能御者病。

また身体が求める生理的な快楽性については、現代の研究者による次のような議論がある。

在服飾的発明和沿用上、也存在着這様両種表現。一部分人拼命以先進技術、人為地再創自然、另一部分人年則是提倡毫不遅疑地選択純天然質料、拒絶一切化学物質。両種人的目的是一致的、都在力求使人身体更舒適、同時更美観、更利于健康。(2)

だいたい以下のような意味である。すなわち、衣服の発明と発展・応用の流れの中で二つの観念が存在する。一つは科学的な先進性を追求して、人工的な自然を創造しようとするものである。もう一つは、化学物質を一切拒絶し、天然素材を百パーセント追求しようとするものである。この二つの立場はまったく逆のようだが、体に対してより快適で、より美しく、健康を求めるという快楽を追求している点では実は同じことを示している。

次に「衣」の効用の第二点めとして、こうした「衣」の快適性とは別の観点つまり「衣」の心理的側面についても考えてみることにする。

衣服は文化的な現象であるから、次に挙げる社会性とも関連して、自らの表面的なイメージ、価値観の表明であり、装飾することを通じて、自らを特別視すること、あるいは征服欲や権力欲といった人間の欲望とも結びつく。

「衣」は人間自らと異なるものとの差別化の表示である。原始時代の人類は動物の皮、鳥類の羽根で自分を飾ることで、動物類、鳥類に対しての征服感という快感を伴ってそれを顕示したことだろう。また、「衣」は本人と同類の中において差異を表示する手法でもある。同じワイシャツ、背広でも、ネクタイの違いで他者との差異化をはかる。

さらに「衣」は本人の中でも違いを表現することができる。昨日と変化をつける、「衣」の流行に合わせ、時代の変化に心をかける。このように、衣は人間の精神への影響も大きいことが理解される。次の文章もその心理的側面に着目している。

「千百年来的服飾変異与発展、其縁由之一既是人類在着装心理中有着処於不同高度的差異追求(3)」。要するに、この千百年来、服飾は変化し発展してきたが、その由縁の一つは人類が持っている着装についての心理の中にある。つまり着ることにおいて同じものの追求ではないこと、高度の差異を追求してきたことであるというのである。「衣」に関して差異を追求するこうした人間心理は、本来の意味を超えて留まるところを知らない。

最後に「衣」の効用の第三点めとしての社会性・文化性である。「衣」は社会の中で装飾、威厳を誇示するために使われることを目的とするようになる。社会の上層階級にあっては華美や威厳を示すために衣服の流行を生み、これらの衣服は時に装飾に重点が置かれたために、身体保護、気候調節という本来の目的は軽視されるようになる。(4)

さらに「衣」は社会性を強く帯びる一方で、また環境への適応の仕方のバリエーションも示している。つまるところ、「衣」は文明の特徴を表し、また文化的な現象であるとも言える。文化的な現象は個人の個別的な好みの範囲を超えて、人類群体活動、群体で共有する特質がある。

「服飾是文化的産物、又是文化的載体、而且所有的服飾都是人類物質創造与精神創造的聚合体、即体現着文化的一切特征」(5)という文章にも見られるとおり、服飾は文化の産物であり、またその服飾は文化を載せて表現することなのである。すべての服飾は人類の物質と精神の創造した総合結果であるが、すべての文化の特質も反映されているのだ。たとえばチベット、モンゴルの遊牧民の衣服など、「衣」は自然環境への適応の結果としての文化伝統、習慣の程度を表す。

また、たとえば古代中国の男性のスカートからパンツへの変化、女性はチャイナドレスへの変化など、「衣」は民族の価値観、審美観、倫理観を表す。たとえば、男女ともに農耕民族の習慣（下半身にスカート風に布を巻く服装）から北方騎馬民族の習慣、価値観に影響を受け、両足を別々にパンツスタイル風に穿く胡服に変更したという記録がある。

たとえば戦国時代の趙の武霊王（前三四〇〜前二九五年）は、北辺遊牧民族の服装習慣を導入し、軍隊を「胡服騎射」「短衣窄袖、分腿褲子、騎馬射箭」、つまり袖をしぼった短衣を着て、脚を分けて袴子《こし》を穿き、馬に乗って矢を射るスタイルに変えて訓練した。中原的服装習俗から状況に適応できるような形に変更したのである。

チャイナドレスも、満州人の貴族の衣装「旗装」を改良して、二〇世紀以降、西洋の服の製法を吸収し、定着したものである。中国では一七世紀に東北部の女真人の王・ヌルハチが中原に入って清王朝を起こし、支配者となった。その後「女真人」を「満州人」と改めた。中国の最後の王朝であり、その民族衣装であるから、中国を代表する服装のイメージが強いとは言える。防風防寒のための詰襟が特徴的で、もと騎馬民族としての風習に合わせて工夫されている。スリットは馬に乗るときに脚を広げられるし、前からの風を防ぐこともできる。そうした満州人の服装と、それまでの王朝で支配的だった漢民族の服装が融合を進めたのであった。

また、たとえば、神父の祭服、僧侶の袈裟、イスラム教徒の女性のベール着用など、「衣」は宗教、信仰の特質を表しているし、企業、職業のユニフォーム、医者、看護師、調理師、警官、軍人などの例を見てもわかるとおり、「衣」は社会集団、職業、グループの表徴となっている。

さらに視野を広げてみれば、イギリスの議会や法廷で使用されるかつら、一八世紀欧州宮廷の服装、中国宮廷の服装など、「衣」は政治や司法の場、公的儀礼の場の成員の序列・秩序を明確にするために有効な徴《しるし》として機能している。

中国の孔子による『論語』「雍也第六」には、「文質彬彬、然後君子」とある。内面（教養）と外観（服装や風采）が一致してこそ、優秀な人間として認められる、という意味である。ここで外観というのは服装、表情、態度、気質などを含んだ概念である。

また老子の『道徳経』「第三十章」では、「甘其食、美其服、安其居、楽其俗」と述べられる。つまり、美味しいものを食べる、綺麗な服を着る、住まいが安定し、周囲の風俗や習慣を楽しむことができている。これが人々の理想的な幸福だというのである。

さらに墨翟《ぼくてき》（前四六八頃〜前三七六年）は、「食必常飽、然後求美、衣必常暖、然後求麗、居必長安、然後求楽」（『墨子佚文』）という。食の満足を実現したらその後に美味しさを求める。衣服はまず暖かさを実現したらその後に見栄えを求める。住まいは安定したらその後に楽を求めるということである。

要するに、「衣」は文化的な程度、人物の教養、社会的な関係・地位、宗教的な立場、民族の倫理観、社会の価値観や風俗の流行などと対応していることがわかる。こうした社会的なイメージは社会での他者との交流の基盤を形成すると同時に、行動や言語と同じように本人にもフィードバックして、本人へと影響する。その意味でも「衣」は人間の健康状態・精神状態と関係が強いのである。

第二節　材質の選択・使用法と環境

衣服は単に防寒や装飾だけでなく、身に着ける、付ける、装着することにより、身体機能の調整を求める傾向が明確になりつつある。今では、体温、脈、発汗、疲労、体力、興奮など身体の状態を注視し、調整し、病気や非健康状態からの回復を図る補助的な手段としても機能するようになっている。近代文明の発展により、これらの機能が強化されてきたのである。心拍数、血圧、血糖値などの身体機能数値の随時測定、医療機関、健康管理機関への伝達、止血（救急）、抗菌、大小便の処理、循環、温度の設定・調整、保温、通信機能など特殊な機能を持つ「衣」も誕生しているのである。さらに、人体本来の身体機能を補助する、たとえば、手、足、腰の力を補強する、病後の肢体機能低下、衰退部分を代替する機能を持つ「衣」の開発にも成功している。「衣」の実用性と可能性に関してはまだまだ期待できるだろう。

衣服だけでなく、眼鏡など身体の機能強化のために装着する用具も多くなっている。『養生訓』にも「四十歳以後は、早くめがねをかけて、眼力を養ふべし」という記述がある。

巻第五の24「めがねの使用」

めがねを靉靆《あいたい》と云《いう》。留青日札《りゅうせいにっさつ》と云《いう》書に見えたり。又眼鏡《がんきょう》と云《いう》。四十歳以後は、早くめがねをかけて、眼力を養ふべし。和水晶《わすいしょう》よし。ぬぐふにきぬを以《もって》、両指にて、さしはさみてぬぐふべし。

或《あるいは》羅紗《らしや》を以《もつ》てぬぐふ。硝子《びいどろ》はくだけやすし。水晶におとれり。硝子は灯心《とうしん》にてぬぐふべし。

めがねのことを「靉靆《あいたい》」と言うと『留青日札』（明代の田芸蘅の著書）に書いてあると言う。靉靆とは辞書に拠れば「雲が日を覆うさま」らしいが「眼鏡の異称」ともある。いずれにしても明代には利用されていたということであろう。益軒も四十歳をすぎたならば、早く眼鏡をかけて視力を補強するがよいと言う。国産品の水晶でつくったものがよく、拭くときは絹布でもって、両指にはさんで拭くことなど、注意は細部にまで及んでいる。

〈参照漢籍〉

『留青日札』「靉靆」　毎看文章、目力昏倦、不弁細書、以此掩目、精神不散、筆画信明。中用綾絹聯之、縛於脳後、人皆不識、挙以問余。余曰、此靉靆也。

人工臓器やウエアラブル・コンピューターなども含めて身体の機能を強化・代替するさまざまな「衣」が増加している。現在人間はそうした人工的なさまざまな「衣」に取り囲まれて生きていると言える。しかし、問題となるのはそれらの「衣」の材質・材料である。その質によって、そしてその使用法によって、身体の健康に対する効果は大きく変わってしまうことも、「食」などとその条件は同じはずである。

第451項目（巻第八の29）には小児の衣服の材質や使用法について次のような注意がある。

巻第八の29「小児は外に出せ」

小児は、脾胃《ひい》もろくしてせばし。故に食にやぶられやすし。つねに病人をたもつごとくにすべし。小児は、陽《よう》さかんにして熱《ねつ》多し。つねに熱をおそれて、熱をもらすべし。あたため過《すご》せば筋骨よは《わ》し。天気よき時は、外に出して、風日にあたらしむべし。如レ此すれば、身堅固《みけんご》にして病なし。はだにきする服は、ふるき布を用《ふ》ゆ。新しききぬ、新しきわたは、あたゝめ過《すご》してあしゝ。用《ふ》ゆべからず。

小児の育て方は、病人を保護するのと同じように心がけなければならないと言う。一方で小児は「陽の気」が多いので、天気のよいときは外に出して風や日光に当たらせるがよいと述べる。そして、肌に着せる着物は、古い布を用いる。新しい布や新しい綿は、身体を暖めすぎてよくないと説くのである。日本では「子どもは風の子」という定形の言葉でこのあたりの注意を言い聞かせている。

〈参照漢籍〉

『千金翼方』「巻一一」　凡小児始生、肌膚未成、不可暖衣、暖衣則令筋骨緩弱。宜時見風日、若不見風日、則令肌膚脆軟、便易中傷。皆当以故絮衣之、勿用新綿也。天和暖無風之時、令母将児子日中嬉戯、数令見風日、則血凝気剛、肌肉牢密、堪耐風寒、不致疾病。

『千金要方』「初生出腹論」不可令衣過厚、令児傷皮膚、害血脈、発雑症而黄……児衣棉帛、特忌厚熱、慎之慎之。

文明の発展によって、身体に対する不快感や生命力の減衰を引き起こす要素を取り除くことが大幅に進歩した一方、人工合成繊維の影響などもあって、皮膚病やアトピーなどのネガティブな影響も出始めている。こうした現象から、筆者は二つのことが言えると考えている。

第一点は、人間の文化の差異あるいはその発達程度によって「衣」の意味と機能は変わるということ。第二点は、「衣」（身体に装着するもの全般）についてこれまであまり言及されてこなかった観点である。

養生思想が人間の存在あるいはその健康状態と環境とのさまざまな相互作用に早くから注意していたことはすでに何度も述べた。人間を取り囲むさまざまな種類の環境をその規模によって大別すると、次の323項目（巻第六の19）はその環境相互作用のことを注意すべしと解説している。

巻第六の19「冬と衣服」

冬は、天地の陽気とぢかくれ、人の血気お《を》さまる時也。心気を閑《しずか》にし、お《を》さめて保つべし。あたゝめ過《すご》して陽気を発し、泄《もら》すべからず。上気せしむべからず。衣服をあぶるに、少《すこし》あたゝめてよし。熱きをいむ。衣を多くかさね、又は火気を以《もって》身をあたゝめ過《すご》すべからず。熱湯《あつゆ》に浴《よく》すべからず。労力して汗を発し、陽気を泄《もら》すべからず。

冬は天地の陽気が閉じかくれて、人間の気血が静まるときである。心気をなごませ、体内に保っておくのがよいと言う。

一方で温めすぎを戒めている。陽気を発生させて泄らしたり、上気《のぼせ》させること、衣服を熱くすること、厚着、火気で身体を温めすぎること、熱い湯に入浴することが禁止される。行うべきは労働して汗を出すこと、しかし陽気を泄らしてはいけないのである。

〈参照漢籍〉

『達生録』　孟春之月、天地資始、万物化生。君子固密、毋泄真気。

『月令広義』　春気寒燠不時、宜晩脱綿衣、以慎傷寒霍乱。

『太素脈訣』（『太素脈秘訣』、『鍥太上宝太素張神仙脈訣玄微綱領宗統』）『内経』曰：冬月天地閉、血気蔵伏、陽在内、心膈多熱、切忌発汗以泄陽気……雖然亦不可過煖、綿衣雖晩著、使漸加厚。雖大寒不得向猛火烘炙……衣服亦不宜火炙極煖。

『千金要方』　冬時天地気閉、血気伏蔵、人不可作労汗出、発洩陽気、有損於人也。

『四時纂要』　冬至前後各五日別寝。

『遵生八牋』「時調摂箋」　勿犯大雪、勿犯風邪、勿傷筋骨、勿妄針刺。

『針灸問対』　故暦忌云、八節前後各五日、不可刺灸、以気未定故也。

環境の概念においては以下の三つに分けることができる。

大環境—自然環境

中環境—人工的な環境（住居や村落・都市など）

小環境—「衣」によって作られる人間に最も近い環境

つまり、「衣」は人間の身体に密着し、最も小さな「環境」を形成している。それは自分のテリトリーであり、外界の脅威から自分（内面）を保護してくれる緩衝地帯でもある。おそらく独立した人間としてのアイデンティティ形成にも関係しているであろう。さらに、小環境の変更により、人間の本来所有する機能を拡大する傾向もある。276項目（巻第五の24）のめがねの使用に関する記述は、今の社会における身体に着けるものである「衣」の機能発展とのつながりがある。

シャツは汗を吸収し急な体温低下を防ぐ（身体保護）といった例だけでなく、身体が不自由な人は装着具によって歩くことができる（機能拡張）、消防服とその装備により救災補助と自身の保護ができる、戦闘服は環境との適応性（環境と一体化して発見されにくい）にすぐれ、気温・湿度の確認機能と救急（止血、消炎、サポーター）機能などの特殊実用性がある、また宇宙空間で飛行士は呼吸から排泄までを衣服の中で行うことができる（生活装置としての衣服）等々、どんな場合であっても小さな環境である「衣」によって人間の存在と精神は不断の影響を受けているのである。「気」による媒介を通じて人間存在と客観世界とが互いに影響し合い、作用し合っていることが養生思想の一つの核心であった。貝原益軒による直接的な言及は決して多くないが、養生思想にとっても「衣」は決して無視できない重要な位置を占めているのである。

さらにこの側面から養生思想の現代的な意味を考えたとき、現代社会一般にとって、養生思想は大きな意味を持っていると必ずしも言えないかもしれない。しかし、たとえば本論で検討してきたように人間にとっての環境、つまり「食」「住」「衣」は科学技術の発達にともなって近代以降、大きく変化しており、この変化がすべて常にポジティブなものとは言えないことが判明している今、その状況を見つめ、検証する意味でも、現代社会において養生思想は大きなヒントを与えてくれていると言えるであろう。

以上、「衣」の観点から『養生訓』を読んできたが、まとめてみると次のようなことになる。

何らかの目的で人間身体に装着するもの全般を指す「衣」は、生理性・心理性・社会性の三つの観点から分析でき、体温の保持、損傷の回避、身体装飾、辟邪、聖別、権力の誇示などの宗教的または政治的な目的とも絡み合いながら発展してきた。現在、人間は人工臓器やウエアラブル・コンピューターなども含めて身体の機能（衣の生理性）を強化・代替するさまざまな「衣」に取り囲まれて生きていると言える。

それは自分自身のテリトリーであり、外界の脅威から自分（内面）を保護してくれる緩衝地帯でもあり、そこから人間の存在と精神は強い影響を受けている。従って養生思想にとっても「衣」は決して無視できない重要な位置を占めているのである。科学技術の発達による環境の変化の意味を見つめ、検証する意味でも、現代社会においても養生思想は大きなヒントを与えてくれていると言えるであろう。

（1）庄司光『衣服の衛生学』光生館、一九六一年。
（2）華梅『服飾生理学』中国紡織出版社、二〇〇五年。
（3）華梅『服飾心理学』中国紡織出版社、二〇〇四年。
（4）庄司光『衣服の衛生学』光生館、一九六一年。
（5）華梅『服飾社会学』中国紡織出版社、二〇〇五年。

第九章　現代社会と『養生訓』

第一節　生活習慣病と『養生訓』

現代の日本において、生活習慣病が社会生活のうえに大きな影を落としているのは紛れもない事実である。生活習慣病とは、文字通り、日常的な生活習慣そのものが原因となって起こる病気の総称であり、別の言い方をすれば、生活習慣が発症原因に深く関わっている疾患のすべてを含めた名称である。かつては、加齢による発病という側面を重視して「成人病」と称された。

一般的に病気との関連が想起できる生活習慣としては、食習慣、運動習慣、喫煙、飲酒などが挙げられるが、それらから生じうる病気には、肥満、糖尿病、高脂血症、高血圧症、気管支炎、がん、アルコール性疾患などがあり、さらに増えていくことが予想される。

貝原益軒が生きていた時代は、現代とは平均寿命もちがい、同様の問題があったかどうかは必ずしもはっきりしないが、すでに述べたように、益軒自身生まれつきの病弱のため健康に関心があったことから養生に心がけて、当時としては希な長寿を得、老いてなお目も歯もそして精神も人一倍健全であった事実を考えると、生活習慣と病気との関係について真摯に人々の健康のことを考えた人物がいたとすれば、その筆頭に益軒が挙げられるであろう。

以下、代表的な生活習慣病を取り上げ、養生訓の趣旨と関わらせながら、具体的に見ていこう。

まずは糖尿病である。江戸時代の日本には、糖尿病の概念はまだ存在していないが、「飲水病《のみみずびょう》」という病名があり、喉が渇くので水をたくさん飲み、同時に大食の習慣がある、という説明がなされている。本間《ほんま》棗軒《そうけん》の『瘍《よう》科《か》秘録』などに詳しい。他方、中国ではそのはるか以前に、漢方の世界で、糖尿病と同じ病気、症状について、「消渇病《しょうかつびょう》」という表現が生まれている。「消」は次第に痩せていくことを指し、「渇」は喉がいつも渇いていて、多量の水を求める状態を表す。同時に脈にも異常が現われ、尿中には多くの泡が見られ、独特のにおいがする。むくみが生じて体力が衰弱していき、最後は失明し、手足が腐り、ついには命が尽きる結果につながる。つまり、現代の糖尿病とまったく同じ症状といえる。

歴史を振り返れば、糖尿病と推測される症例は少なくない。例えば藤原伊尹《これただ》、兼家、道隆、道長一門の死亡原因は飲水病、すなわち糖尿病であり(1)、後白河法皇も同じ病気により亡くなっている(2)。

この消化能力異常にかかわる病気に関して養生の視点からの重要な示唆を、貝原益軒の『養生訓』の中に探ることができる。

健康な体は健康な生活習慣をつくることから始まるという考え方を土台に、食事は腹八分を維持する、酒はホロ酔い程度にする、毎日体を働かすなど、日常生活における留意事項が細かに説かれている。諸事例の解釈や応用は各自が自由に考えるべきものだが、本書第四～八章をあらためて読んでいただければ、その骨子を理解していただけるだろう。

次に高血圧、心筋梗塞、脳梗塞である。まず高血圧はどのような状況において生ずるのだろうか。一般的には、血管内に付着物が残ったり、ある種の薬品の作用が加わったり、精神的なストレスを強く受けたり、あるいは著しい温度差のある環境におかれたり、激しい運動を続けたりすると、心臓のパワーが増大して血液流量が増加し、高血圧現象が生ずる。この状況が継続すると高血圧症となる。そして、梗塞とは文字通り血管内が詰まって血が通らないという現象で、部位により呼び方が変わる。脳において梗塞すれば脳梗塞、心臓の場合は心筋梗塞と呼ばれる。

この高血圧や梗塞に見られるような、血管内に雑物が沈殿したり付着したりする現象は自然なのだろうか。じつは、それは生命本来の自然現象ではない。新陳代謝が生命の自然現象であり、各部位の細胞は一定期間が過ぎたら死亡し、古くなった細胞は排出され、新しい細胞が生まれ活動するというサイクルを繰り返す。血液は新しい細胞に必要な栄養、酸素を全身各部位に運び、同時に新陳代謝されたものを回収する。梗塞の原因となる物質は、主としてこの過程で血管内壁に沈殿された、あるいは脱落した雑物、血液の塊と言われる。

では、益軒はこの病気の予防策について、どう説明しているだろうか。『養生訓』の中ではとくに症状を特定して語ってはいないが、一言でいえば心の健康が身体の健康にも通ずるということを、日常生活のいろいろな場面に即して丁寧に説いている。

普段の生活のなかで、貴賤を問わず、常に心を平静に保ち、言葉を少なく、平穏を保って過ごすことが、徳を養うと同時に身体を養うことにもなるという考え方が基本となって、多様な生活場面での留意事項が、平易な表現で説明されている。毎日の食事や飲酒はもとより、人との接し方、趣味・道楽から、入浴にまで、注意の行き届いた細かい記述が展開される。

中国には古くから「七情六欲」という言葉がある。七情とは喜、怒、憂、思、悲、恐、驚を言い、六欲は食、色、財、丁、権、貴を言う（七情六欲にはこれらとは別の解釈もある）。人間は生きている間は七情六欲を欠かすことはできないが、過ぎれば疾病の原因にもなる。水は船を浮かべることができるが、舟をつぶすこともできるという喩えのように、命を尊重するなら生活習慣を大事にすべき、と益軒は主張している。

次は、がんについてはどうだろうか。近代医学の知見によれば、がんは今は伝染病ではなく生活習慣病と位置づけられたが、これはまさに英断である。普段の生活で何かを食べ、何かを使っていたらがんになるとは一概にいえないが、長い間に身についた習慣が原因となることは十分ありうる。

がんの発生原因の大きな要因として指摘されるのはストレスである。真面目で、我慢強く、繊細な日本人の気性はストレスを生じやすく、それが蓄えられると、食欲から消化機能のリズムに影響を与え、そして排泄にも影響していく。

東洋医学では、体内の気の渋滞によって発生するストレスの影響によると言われ、中国ではこの観点から、どういうストレスがどんながんを誘発するのか、という研究が進められているし、益軒は『養生訓』の各所において、普段から体に異常を来さぬよう、日常の養生ポイントを再三説明している。より良い生活習慣を保つための知恵と方法をここから学ぶことが、がんについても言える。七情六欲のコントロールは常に大事で、これがストレスの発生を抑止することにつながるのである。

さて、これまで見てきた「生活習慣病」に含まれるものではないが、現代社会において大きな課題となっているのが認知症の増加である。統計によれば、認知症の患者数は六五歳以上の高齢者の七人に一人であり、(3)加齢とともに発生してくる現象であるが、今では若年層にも見られるようになった。認知症の病因は一つではなく、脳の海馬の異変、脳細胞の退化、脳内血流の障害、あるいは脳神経の萎縮等々があると言われている。治療薬としては、世界の医薬品メーカーが開発に精力的に取り組んでいるが、副作用の問題も指摘され、効果が高くて信頼できるものはまだ見つかっていないようである。

漢方では「抑肝散」が長く使用され、神経疾患に対する有効性、そして認知症に対して効果がある可能性もあることが報告されている。「抑肝散」の名の初出は、中国・明代の『保嬰撮要』という小児科の書（全二〇巻）で、巻一の「肝臓」の項に見える。この書の原作者は明朝の厚生省ともいうべき太医院にいた薛鎧《せつがい》という名医であった。薛鎧の子で、太医院から皇帝の御医にまでなった薛己《せっき》がこの原作に注を加え、一五五六年に出版したもので、現在まで広く流布している（ただし原典に関しては薛己の『保嬰金鏡録』という説もある）。

このように、古くから脳と肝臓は密接に関連していると言われており、脳に関わる不調を解決する際は、まず肝臓のバランスを整えることに着目する傾向があった。肝臓の陰陽バランスを調整して脳に影響を与えるものとしては他の例もあり、脳の機能改善と関連症状を改善できるという実績も、長い歴史のなかにはあった。

『養生訓』のなかでは、肝機能と脳への影響について直接触れることはないが、関連する記述はいくつもある。加えて益軒は、腎機能の養護を大事にすべきとの観点も強調している。

予防という観点から、肝機能・腎機能の保護から脳の健康状態、未病への積極的対策を考えるためにも、新しい時代の、新しい『養生訓』の意味を再確認したい。

第二節　生命力の輝きのために

病気と戦う専門科学である医学・薬学は大きな発展をとげ、今や人類の生活にとって欠かせない科学となった。人びとの健康を求める願望も強くなり、医学・薬学の発展に対する期待はさらに高くなっている。ただ、現状の医学・薬学には弱点もある。病気として分類されるもの全体に対して適正な治療薬が少ないこと（統計によれば病気の数に対して半分以下）や薬の副作用があることなどである。もちろん、科学分野のジャンルを越えた多くの人、チームによって病気治療、医薬品の効果や安全性を高める研究が進められ、そうした研究に期待が高まっていることも事実である。

一方で、私たちは貝原益軒の『養生訓』に注目した。三〇〇年前に、人が病気にならない、小さな病気にかかっても大病にはならない可能性を探求していた、その実践的な思想に。益軒は、病気の対策を進めることよりも、病気にならないための日常的実践の方法、生活規範を長い研究と経験の末にまとめ、広く世の中に普及させる努力をした。その智慧の果実としての『養生訓』が、現代人の健康な生活のために役立ち、天寿を生きるために有効な術であることを確信したのである。

その記述が現代社会の実態や知識に合わないところは、当然ながら残っている。しかし、人に生の質を、その本来あるはずの形として現実化していこうとする姿勢、生を充実させるための哲学は現代でもそのまま通用するのではないだろうか。

人間は生まれた時点から死に向かって生を始める。これは医学、薬学の進歩に関係のない自然の法則である。では死んだ後に霊魂はどうなるのかというような問題は、ある種の宗教が課題とするところであり、『養生訓』の説くところではない。生きている間をどうすべきか？　どんな人生を送るべきか？　人の寿《いのちなが》き生をどれだけ「元気」に生きるのかが益軒の問題意識だった。

ここで筆者に思い出されるのは、映画『ラスト　サムライ』最後のシーンである。

明治新政府の方針に対し、士族仲間を糾合して反旗を翻した武士・勝元盛次。凄絶な闘いの後に討ち死にした勝元の最後を見届けたのは共に闘ったアメリカの元軍人オールグレン大尉だった。闘いの後、戦場の報告を受けながら、明治天皇は問う。「勝元の死に様を教えてくれ」アメリカのオールグレン大尉は熱涙を含みながらも微笑んで「勝元の生き様をお話します」と答える。

語りたいのは、探求したいのは、死に様でなく生き様なのである。

益軒が同じことの繰り返しのように語る養生哲学は、水のようにすべての人々の暮らしに潤いをもたらす。健康で元気の充実した人が日々ふえて行き、疲れた人にはパワーを補強し、病気の脅威に直面してもそれに負けない生命力を少しずつでも引き出してくれることだろう。病気治療への力を支え、薬の副作用に対する不安も取り除いてくれるかもしれない。

歴史的に培われてきた養生の思想と文化を研究し、応用・普及させようとする人びとも増えているように思われる。ストレスの多い現代社会において、自らの生の質を高めることの価値の重さに多くの人が気づいているのではないだろうか。筆者としては、益軒の智慧に耳を傾け、その価値がさらに多くの人に共有されることを願っている。

（1）酒井シヅ『病が語る日本史』講談社学術文庫、二〇〇八年。
（2）篠田達明『日本史有名人の臨終図鑑2』新人物往来社、二〇一〇年。
（3）内閣府「平成二八年版高齢社会白書・概要版」。

『養生訓』が参照・引用する主要な漢籍（本書での引用初出の順に並べた）

●『景岳全書』（一六二四）「先天後天論」――著者は明代の張介賓（字は景岳、一五六三〜一六四〇年）。六四巻。医論、診断、本草、処方、臨床など各科目を含む。陽気の重要性を強調。

●『養性延命録《ようせいえんめいろく》』――南朝梁代・陶弘景（四五六〜五三六年）の著作。魏晋時代（二二〇〜四二〇年）までの養生思想を整理。

●『皇極経世書』「観物外篇」――宋代・邵雍（または邵康節、字は尭夫、一〇一一〜七七年）の著作。易の原理を基として宇宙の起源、自然変化、社会、歴史の変異について論じる。

●『周礼《しゅらい》』――周代・周公旦の作とされるが、成書年代は戦国時代以降と考えられている。経書の一つ。国家管理のための官僚体制構築に関する基本構想。

●『千金要方』――唐代・孫思邈（五八一〜六八二年）の著作。六五二年に書としてまとめられた。古典中医学の名作の一つ。総合臨床実例、分析が豊富で、最も早期の臨床百科全書。

●『国語』――春秋時代末期・左丘明（前五〇二頃〜前四二二年頃）が著したとされる歴史書。西周・魯・斉・晋・鄭・楚・呉・越など八つの国別に人物、実績、思想などをまとめる。

●『黄帝内経《こうていだいけい》』――中国最古の医学書。成書は春秋戦国時代とされるが、今は失われて「素問」「霊枢」として伝わる。多くの著者、編纂者が関わったと見られるが不明。「素問」九巻が医薬基礎理論、「霊枢」九巻は医薬実践的、技術的処方、鍼灸など。

●『鬱離子』――元末明初・劉基（字は伯温、一三一一〜七五年）の著作。著者の哲学、経済、文学などについての見識、価値観が記述されている。

●『論語』――春秋時代末期の思想家・孔子の言行を中心に前五四〇〜前四〇〇年頃の間にまとめられた。

経書の一つ。四書の一つ。

●『孫子兵法』――春秋時代・孫武（前五四五頃〜前四七〇年）が著したとされる。伝わっているのは曹操による注釈本。

●『礼記《らいき》』――儒学の礼に関する書物を漢代の戴徳和（戴聖、生没年不詳）が編纂した書。経書の一つ。

●『孟子』――戦国時代の儒教思想家・孟子（前三七二頃〜前二八九年）と弟子などの問答を弟子の一人・万章が編纂した書。経書の一つ。四書の一つ。

●『軒岐救正論』――明代の蕭京（生没年不詳）が『黄帝内経』などの古籍を基として、基本理念などを解説。成書は一六四四年。

●『古今医鑑』――明代・龔信（生没年不詳）と龔延親子による著作。成書は一五七六年。内、婦人、小児、耳鼻咽喉、歯、眼科等の疾病を分類して、診断方法、病理分析などの学説をまとめたもの。

●『後漢書』――南朝宋の范曄（三九八〜四四六年）による二五〜二二〇年の一九六年間の歴史書。

●『頤生輯要《いせいしゅうよう》』――貝原益軒（一六三〇〜一七一四年）が漢文で著した竹田定直編集の養生書。中国古籍の抄録が多い。

●『荘子』――戦国時代の道家の思想家・荘子（荘周、前三六九頃〜前二八六年）が著したとされ、『老子』『淮《え》南子《なんじ》』などと並ぶ道学の代表的書物の一つ。

●『書経』――著者不詳。戦国時代、最古の中国帝王の言行録。重要な歴史記載が多い。経書の一つ。

●『心箴《しんしん》』――宋代・范浚（一一〇二〜五〇年）による著作。心身修養と理学の価値観を主張。

●『近思録』――南宋代朱子学の祖・朱熹（一一三〇〜一二〇〇年）、呂祖謙（一一三七〜八一年）合編。朱熹は理気二元の存在論を主張。この書は理学の学術思想の集大成。

●『養生論』――三国魏・嵇康（二二三／四〜二六二／三年）の著作。形（外観）と精神（心）の養生が必要と説く。具体的養生法も紹介。

●『養生類要』――成書は一三六八年。明代の呉正倫（一五二九～六八年）が復刻。気功、薬草、飲食、禁忌、解毒など養生に関する作法をまとめた実用的書物。
●『呂氏春秋《りょししゅんじゅう》』――戦国時代・秦の丞相呂不韋（?～前二三五年）が編纂。道学を基として、名、法、墨、農、兵、陰陽家など百家諸流の思想、学説をまとめた一冊。成書は前二三九年頃。
●『呂氏春秋注』――漢代の高誘（生没年不詳）が古代の多数の文献を引用して、注釈、解釈を加える。成書は二一二年。
●『寿世保元』――明代・龔廷賢（一五二二～一六一九年）がまとめた養生書。宮廷内に秘された養生に関する総合、多様な方法も記載。成書は一六一五年。
●『摂生総要』――明代・洪基（生没年不詳）の著作。性交、妊娠、養生、薬草配合処方のまとめ。成書は一六三八年。
●『黄庭堅詩全集』――北宋代の詩人・黄庭堅（一〇四五～一一〇五年）の作品集。
●『耳目日書』――明代・江元禧（一五七三～一六二〇年）の著作。民俗の集大成。
●『続附養生要訣』――明代・胡文煥（生没年不詳、一五九六年在世）による養生経験談。後世への影響が大きい。
●『忍字箴』――明代・陳憲章の著作。著者の経験談、特に「忍」に対する分析と理解が注目される。
●『医学入門』――明代の李梴による臨床内、外、婦人、小児など各科治療経験のまとめ。成書は一五七五年。
●『養生四要』――明代・万密斎（万全）（一四八八頃～一五七八年）による房事養生に関する専門医書。
●『理虚元鑑』――明代・汪綺石（生没年不詳）による虚労の病因分析と治療の理論方法など独自の見解のまとめ。成書は一六四四年頃。
●『言行高抬貴手』――元代・張光祖（一六〇七～八〇年）による著作。別名『言行亀鑑』。北宋時代の人々の言論、行動の記載。後世への影響も大きい。
●『遵生八牋』——明代・高濂（一五七三頃～一六二〇年）の著作。疾病の予防と長寿のために、八つの視点から養生を論ずる。成書は一五九一年。
●『誡子書』——三国蜀・諸葛亮（諸葛孔明、一八一～二三四年）の著作。晩年に書いた、八歳の子・諸葛瞻への手紙。
●『荘渠遺書』——明代・魏校（一四八三～一五四三年）の著作。学問基礎が深く、分析・論証も厳密で評価が高い。
●『千金翼方』——唐代・孫思邈（五八一～六八二年）の著作。前著『千金要方』の補足として晩年に三〇年の経験をまとめた。成書は六八二年頃。
●『養老奉親書』——宋代・陳直（生没年不詳）による高齢者に向けた養生専門書。後世への影響が大きい。成書は一三〇七年。
●『内外傷弁惑論』——李杲（東垣、明之とも。一一八〇～一二五一年）の著作。飲食、過労により病気に至る状況の分析と対応法が説かれる。成書は一二三一年。
●『笠翁文集』——清代・李漁（号は笠翁、一六一一～八〇年）の経験談。睡眠の重要性を説く。
●『彭祖摂生養性論』——年代・生没年とも不詳の彭祖による著作。精神上の養生の重要性を主張。
●『中庸章句』——南宋代・朱熹（一一三〇～一二〇〇年）の著作。中国古代の教育理論に関する解説。
●『類編朱氏集験医方』——宋代・朱佐の著作。宋代の医者常用処方一〇〇〇種類余りを一五類に分類。成書は一二六六年。
●『医経溯洄集』——明代・王履（一三三二～九一年）の著作。病状診断のポイントを分析し、病因、病源を究明することの重要性を主張。
●『抱朴子《ほうぼくし》』——晋代・葛洪（二八四～三六四年）の著作。戦国時代以来の道教、練丹術の集大成。成書は三一七年。

●『古今医統大全』――明代・徐春甫（一五二〇〜九六年）の著作。古典医書を多く収録、整理し、それに評論、分析を加える。後世への影響が大きい。成書は一五五六年。

●『菜根譚』――明代・洪応明（生没年不詳）の著作。成書は一六〇三年頃。

●『保生要録』――宋代・蒲虔貫（生没年不詳）の著作。気功養生の専門書。八門類に分ける。

●『寿親養老新書』――宋代・陳直（生没年不詳）の撰。高齢者の養生に関する専門書。

●『山海経《せんがいきょう》』――秦代の書。成書年代、著者は不詳。古代神話、民間伝説の集大成。

●『医説』――南宋代・張杲（一一四九〜一二二七年）の著作。医学関係の伝説、見聞録。

●『上神宗皇帝書』――北宋代・蘇軾（一〇三七〜一一〇一年）の著作。皇帝への政策提案文書。

●『物理論』――晋代・楊泉（生没年不詳）の著作。道学の哲学、宇宙論。成書は二八一年頃。

●『聖済総録』――北宋の太医院編。宮廷の病院から歴代医書に記載された処方、民間の成功した処方、医者たちによる処方をまとめる。成書は一一一七年。

●『石室秘録』――清代・陳士鐸（生没年不詳）の著作。治療方法を記載。成書は一六八七年。

●『楚辞』――戦国時代の詩人・屈原（前三四二頃〜前二七八年）がまとめた。詩体文章。

●『本草綱目《ほんぞうこうもく》』――明代・李時珍（一五一八〜九三年）の編書。一八九二種類の薬草と産地、形状、効能、製法、配合、使用法を記載。図鑑として著名な書。成書は一五九〇年。

●『薬性論』――唐代・甄権（五四一頃〜六四三年）の著作だが原作は散逸。

●『本草彙言《ほんぞういげん》』――明代・倪朱謨（生没年不詳）等による編書。『神農本草経』以後の本草著書、文献を整理。成書は一六一九年。

●『証類本草』（『経史証類備急本草』）――北宋代・唐慎微（一〇五六〜一一三六年）の編書。宋代漢方薬草の集大成。『本草綱目』の底本になるもの。成書は一〇八二年。

●『全唐詩』――清代・曹寅（一六五八～一七一二年）、彭定求（生没年不詳）等による最大規模の詩の全集。唐時代の詩人二五二九名の作品四万二八六三編を収録。成書は一七〇五年。

●『寿世青編』――清代・尤乗（生没年不詳）の編書。養生専門書。『寿世編』とも。成書は一六六七年。

●『纂要』――南朝梁時代・蕭繹（五〇八～五五四年）の著作。原作は散逸。生活の知恵、名句が世の中に流行した。

●『雲笈七籤』――北宋代・張君房（生没年不詳）編による道学文化の教養書。『大宋天宮宝蔵』から抜粋、編纂した。成書は一〇二五～二九年。

●『説文』――漢代・許慎（生没年不詳）による漢字字典。正式には『説文解字』。五四〇の部首、一三万三四四一字を解説。成書は一二一年。

●『論語集注《しっちゅう》』――南宋代・朱熹（一一三〇～一二〇〇年）の著作。『四書集注』の中の一書。『論語』の一言一句を検討し解釈。

●『東坡志林』――北宋代・蘇軾（一〇三七～一一〇一年）の撰。各地遊行から得た見聞を記す。

●『管子』――漢代・劉向（前七七頃～前六年）による編書。古代の政治・経済・法律等に関する思想をまとめたもの。

●『閑情偶寄』――清代・李漁（号は笠翁、一六一一～八〇年）の著作。古代の生活文化、芸術の集大成。成書は一六七一年。

●『分門瑣砕録』――宋代・温革（一〇〇六～七六年）の著作。農業栽培技術書。

●『飲膳正要』――元代・忽思慧（生没年不詳）の著作。古代の栄養に関する専門書。成書は一三三〇年。

●『本草経疏』――明代・繆希雍（一五四六～一六二七年）の著作。別名『神農本草経疏』。薬の臨床使用に関する専門書。成書は一六二五年。

●『小窓幽記』――明代・陳継儒（一五五八～一六三九年）の著作。儒教、道教、仏教などの価値観を交えた心身修養法を説く。

●『衛生宝鑑』──元代・羅天益（一二二〇〜九〇年）の著作。総合医学書。成書は一二八一年。

●『鴻書』──明代・劉仲達（生没年不詳）の著作。別名『劉氏鴻書』。記載に出典が付き、信頼性が高い。成書は一六一一年。

●『欒城後集《らんじょうこうしゅう》』──北宋代・蘇轍（一〇三九〜一一一二年）の著作。政治理論書。

●『局方発揮』──金・元代・朱震亨（号は丹渓、一二八一〜一三五八年）の著作。公認された処方に対する改正案を提出。

●『劉伯温集』──元末明初・劉基（一三一一〜七五年）の著作。それまでの自身の著作の集大成。

●『類経』──明代・張景岳（張介賓、一五六三〜一六四〇年）の著作。『黄帝内経』の内容の全面的分類、研究書。後世への影響が大きい。成書は一六二四年。

●『儒門事親』──金代・張従正（張子和、一一五六頃〜一二二八年）の著作。論文集。

●『傅子』──晋代・傅玄（二一七〜二七八年）の詩歌集。

●『諸病源候論』──隋代・巣元方（五五〇〜六三〇年）の著作。別名『諸病源候総論』、『巣氏病源』。隋以前の医学書の整理、編纂、分類。成書は六一〇年。

●『黄帝内経太素』──隋唐代・楊上善（五八五〜六七〇年）の著作。『黄帝内経』の早期伝本の注釈書。

●『三因極一病証方論』──南宋代・陳言（一一三一〜八九年）の著作。臨床検証と病因、病理を統合して検討、内因・外因・不内外因の三因説を提唱。

●『良方』──宋代・沈括（一〇三一〜九五年）の著作。別名『沈氏良方』。民間で効果のある薬と処方の収集。

●『福寿全書』──明代・陳継儒（一五五八〜一六三九年）の著作。心身教育の書。

●『太平御覧《たいへいぎょらん》』──宋代・李昉（生没年不詳）の著作。宋以前の文献、資料一〇〇〇部以上を収集した大型文集。

●『外台秘要』——唐代・王燾（六七〇～七五五年）の著作。唐以前の医薬関連書を収集、編纂。六〇〇〇以上の処方を収録。成書は七五二年。

●『易経』——商末周初の書。著者は不詳。『周易』とも呼ばれる。儒教の基本、五経の筆頭に挙げられる経典。万物の変化を説く。

●『侶山堂類弁』——清代・張志聡（一六三〇頃～七四年）の著作。中医学術論文集。

●『傷寒論』——漢代・張仲景（一五〇頃～二一九年）の著作。三世紀以前の臨床治療経験を記載。

●『奇効良方』——明代・董宿（生没年不詳）の著作。別名『太医院経験奇効良方大全』、明以前の治療経験を収録。成書は一四七〇年。

●『丹渓心法』——金・元代・朱震亨（号は丹渓、一二八一～一三五八年）の著作。名医であった著者の治療経験を記載。成書は一三四七年。

●『脾胃論』——金・元代・李杲（東垣、明之とも。一一八〇～一二五一年）の著作。臨床治療経験を記述。脾胃病は万病の病源の一つとの主張。

●『格致余論』——金・元代・朱震亨（朱丹渓、一二八一～一三五八年）の著作。臨床実践のまとめ。成書は一三四七年。

●『医宗必読』——明代・李中梓（号は念莪、一五八八～一六五五年）の著作。三〇年余りに及ぶ学術研究知識と臨床経験の集大成。成書は一六三七年。

●『天隠子』——唐代・司馬承禎（六四七～七三五年）の著作。養生のための気功練習法の分析、紹介。

●『金匱要略《きんきようりやく》』——漢代・張仲景（一五〇頃～二一九年）の著作。現存する最古の中医難病治療専門書。

●『留青日札』——明代・田芸蘅（一五二四～?）の著作。明代の社会風習、雑記。

●『達生録』——明代・堵胤昌（生没年不詳）の纂輯。大家たちの養生経験、注意事項などのまとめ。成書は一六〇四年。

●『月令広義』——明代・馮応京（一五五五～一六〇六年）の纂輯。中国最古の地理、気候、農業に関する書。成書は一六〇二年。

●『太素脈訣』——明代・張太素（生没年不詳）の著作。別名『太素脈秘訣』。脈相による体調、病状病源、経過した物事、運命、災禍などの判断、予測術の書。

●『四時纂要』——唐代・韓鄂（生没年不詳）の著作。月別で農業行事を指導。後世の農家暦書の編纂への影響が大きい。

●『針灸問対』——明代・汪機（一四六三～一五三九年）の著作。鍼灸療法とその適応症を紹介。成書は一五三〇年。

日本の主な養生書と著者の概要

日本における養生書の歴史は平安時代に始まるとされ、吉原瑛氏「江戸時代養生書出版年表」（「群馬大学教育学部紀要」一九九八年）など先行研究を参照してみると、ピークとなった江戸時代までに一〇〇を大きく超える点数の養生書が著されている。ここではその業績と書名が伝わる著者による主なものを紹介する。

物部《もののべ》　広泉《ひろいずみ》

平安時代前期の医師。伊予国風早郡の人で、延暦四（七八五）年生、貞観二（八六〇）年没。侍医・内薬正として、嵯峨から仁明朝にかけて歴代の天皇に仕えた。『摂養要訣』二〇巻は散逸してしまっているが、『本朝書籍目録』医書の項に記録されている。成立年不詳。富士川游は「我が邦上古より鎮魂祭ありて寿を祈るの風あり。養生の意はまずここに現わる。しかれども医家がこの事につきて講究するに至りしは後代にして、物部広泉が『摂養要訣』二十巻を著わしたるを以て、この科専書の嚆矢とすべし」（『日本医学史綱要1』）と、日本における養生研究の始まりを規定している。

深根輔仁《ふかねのすけひと》

平安時代中期の医師。生没年不詳。百済から渡来した呉の移民の子孫で、代々医を業として朝廷に仕えた。菅原行貞に学び、醍醐・朱雀朝の侍医を務めた。名医と名高く、深根宿禰の姓を賜る。『本草和名』二巻（延喜一八（九一八）年頃成立）を撰述したほか、『養生抄』七巻（成立年不詳）、及びその抄録である『養生秘要抄』一巻（延喜二一（九二一）年成立）を著した。

蓮基

平安時代後期・鎌倉時代初期の僧医。生没年不詳。丹波氏の医学を継承した。寿永三（一一八四）年成立の

『長生療養方』二巻で、「長生養性方・調気導引法」などの数十項目を解説しているが、『医心方』と類似した内容である。

藤原公衡

鎌倉時代後期の医師。生没年不詳。西園寺公衡の所望により『衛生秘要鈔』を著した。佐村八郎『増訂国書解題』によると、その内容は「臥起、眼目、林浴、服用、厨膳、夜食禁、不多食物、酒失、酔後禁、房内大体、施写、択女、悪女相、用少女、不交接成病、交接日時、房内禁日、雑禁など三一項目につき和漢の諸書を引き漢文にて説明した」という。

竹田昌慶

室町・戦国時代の宮中の医師。応永二八（一四二一）〜永正五（一五〇八）年。応仁二（一四六八）年、将軍足利義政の病を治し、法印となる。『延寿類要』を著す。「養性調気、行壮修用、行壮制禁、飲食用捨、房中損益」の五編からなる。

曲直瀬《まなせ》道三《どうさん》

安土桃山時代の医師。永正四（一五〇七）年京都生まれ、文禄三（一五九四）年没。相国寺・足利学校で学んだほか、田代三喜のもとで李朱医学（後世派）を修める。京都で医学に専念し、正親町天皇・足利義輝らの恩寵を得る。日本医学中興の祖と言われる。通称の道三は代々襲名された。道三は著書『啓迪集』八巻（成立年不詳）等で、「診断を精しくし、病因を察し、疾病の経過を詳らかにし、その急性のものと慢性のものとを区別し、方土、男女、老若、貴賤等によりて疾病の症状に差異あり、したがってこれを治するの法を異にすべき」（富士川游『日本医学史綱要1』）と、説いたという。

曲直瀬玄朔

安土桃山時代・江戸時代初期に豊臣家・徳川家に仕えた医師。天文一八（一五四九）〜寛永八（一六三一）年。曲直瀬道三（初世）の妹の子で名は正紹、道三の養子となり二世道三を名乗る。秀吉の朝鮮出兵にも従軍。古活字版による医書を刊行、医学発展に大きく貢献した。『延寿撮要』(慶長四〔一五九九〕年跋)は、「言行編・房事編・飲食編」からなる。『養性月覧』(成立年不詳)は、年間の時期に合わせて食してよいもの、その限度などを漢文で記した小冊子。これを元にした『養生月覧抜萃』は寛永八(一六三一)年成立。

永田徳本

戦国時代の医師。生没年不詳。一説には永正一〇(一五一三)〜寛永七(一六三〇)年。三河大浜または甲斐の人。諸国を巡回して病人の治療に当たるも、対価として常に一八文しか受け取らなかったという。著書は多数伝わっているが、『医之弁』『知足斎医鈔』以外は偽書といわれる。滝沢利行は『近代日本健康思想の成立』において、「徳本の病理説は、疾病は気血の鬱滞によるとし、張仲景の『傷寒論』に依拠した点で、江戸期の『古医方』と同脈であり、それに先駆していたといえる」と指摘している。

沢庵宗彭

江戸時代初期の臨済僧。天正元(一五七三)〜正保二(一六四五)年。但馬出石の領主山名家の家臣秋庭綱典の子。一〇歳で僧童となり、一四歳で受戒。慶長一四(一六〇九)年、大徳寺一五三世に出世。詩歌・書画・茶湯を能くし、多くの貴人と交遊した。『養生集』の内容は不明。

山脇道作(玄心)

江戸時代初期の医師。美濃岐阜あるいは近江の人。文禄三(一五九四)〜延宝六(一六七八)年。曲直瀬玄朔の門下で学び、後水尾から霊元までの歴代天皇に仕えるとともに、幕府からも禄を受けた。後水尾天皇の命により、張介賓『類経』摂生篇の中から平易な記載を抜粋、集註を翻訳して『勅撰養寿録』(慶安元〔一六四八〕年序)に記録した。

野間三竹(成大)

江戸時代前期の儒医、幕府の奥医師。慶長一三(一六〇八)〜延宝四(一六七六)年。父玄琢(曲直瀬玄朔の弟子)に学んで医学を修め、朝廷と幕府に仕えた。『修養編』寛文二(一六六二)年の記載は、『遵生八箋』や

『備急千金要方』『雲笈七籤』『養生類纂』『寿親養老新書』等の漢方書・養生書から摘録したもの。

松尾道益

江戸時代前期の医師。生没年不詳。山城に生まれ、備前岡山に移り、医を業とした。のち代々岡山藩医を務めた。著書『養生俗解集』は、寛文年間（一六六一〜七三年）に初版。版を重ねて初版から六〇年以上経過してからも出版されている。内容は不明。

向井元升

江戸時代前期の儒医。慶長一四（一六〇九）〜延宝五（一六七七）年。肥前神崎郡の人。長崎で天文・医術・本草学を学ぶ。私塾輔仁堂を建て子弟を養う。万治元（一六五八）年、上洛して開業、皇族をも治療して名声を得た。

深見玄岱（高元泰、高天漪）

江戸時代の医師・漢学者・書家。慶安元（一六四八）〜享保七（一七二二）年。父は日本に帰化した長崎通事、高大誦（深見氏と改姓）。宝永六（一七〇九）年、新井白石の推挙により幕府儒官となり、外交関係の幕政に参与。のち小石川薬園事務に従事。著書『養生編』（延宝八（一六八〇）年）は「人生保養の事につきて論述したるもの」（『増訂国書解題』）という。

雲居斎（雲居希膺）

江戸時代初期の臨済僧。天正一〇（一五八二）〜万治二（一六五九）年。土佐畑郷の人。大徳寺の賢谷宗良について出家。伊達忠宗に招聘され、松島瑞巌寺住持となるが、正保二（一六四五）年、妙心寺一五三世住持となった。『医世物語』、内容は不明。

名古屋玄医

江戸時代初期の医師。寛永五（一六二八）〜元禄九（一六九六）年。喩嘉言の『傷寒尚論』に触発されて、張仲景『傷寒論』および巣元方『諸病源候論』に基づく「古医方」を提唱した。この古医方について富士川は「病を療するに温熱の剤を本として以て衛気を助くるを主としたり」（『日本医学史綱要1』）とした。著作『養生主論』（天和三〈一六八三〉年序）は、「心の持ちやう・四季の身の持ちやう・房事・飲食の事」などからなる「保養論」と、食物の用法を簡潔に記した「穀部・菜部・果部　附たり製作之部」で構成される「食性篇」の二部構成。経験と実証を重視する古医方の立場に則った記述で、漢方書・養生論を摘録した従来の様式とは異なる。

千村真之（拙庵）

江戸時代前期の医師・儒学者。生没年不詳。拙庵・杏圃と号した。『小児養生録』（元禄元〈一六八八〉年）は、「嬰児養育のことを記せり」（『増訂国書解題』）と記載。

稲生恒軒（正治）

江戸時代前期の医師・漢学者。慶長一五（一六一〇）～延宝八（一六八〇）年。大阪に生まれ、古林見宜に医を学ぶ。著書『いなご草』は、「婦人の胎教より、産前産後に於ける摂養一切の事等を記せるものなり」（『増訂国書解題』）という。

竹中通庵（敬）

江戸時代前期の医師。生没年不詳。美濃の人で、半井通仙院瑞堅に学んだ。著書『古今養性録』（元禄五〈一六九二〉年）は「古今数多の書中より其の衛生法に関する事を収録大成したるもの」（『増訂国書解題』）。全編漢文で、引用された中国医書・養生書・思想書は五五四部、言及された医家・思想家は一一三人にも上る（『近代日本健康思想の成立』）。「修養総論・居所・婦人・導引」等、一八編で構成される。滝沢利行は「『古今養性録』は、『医心方』以来日本においてなされてきた既存文献からの引照・例照による「撰述」方式の著述の集大成としてとらえることができる。換言すれば、「撰述」方式による養生論の書術は、同書をもってほぼ終わり、以後は、文献の引用とともに、著者の経験にもとづく著述がなされるようになる」と記している。

人見必大

江戸時代中期の幕臣・医者。寛永一九（一六四二）〜元禄一四（一七〇一）年。一説では生年を元和八（一六二二）年とする。寛文元（一六六一）年、将軍家綱に拝謁。延宝八（一六八〇）年『本朝食鑑』を将軍綱吉に献上、元禄五（一六九二）年自序、同一〇年に刊行した。植物約一六〇品、動物二五〇品を記述する博物書。

香月牛山（啓益）

江戸時代中期の医師。明暦二（一六五六）〜元文五（一七四〇）年。筑前遠賀郡の人。貝原益軒、鶴原玄益に学び、京都で医業に就く。著書『老人必用養草』について滝沢利行は、「全体的に消極的な養生観が前面に出ているが、（中略）レクリエーション的活動を積極的に評価する視点を含んでいる」（『近代日本健康思想の成立』）という。

加藤謙斎（忠実）

江戸時代中期の医師。寛文九（一六六九）〜享保九（一七二四）年。三河国宝飯西郡の生まれ。名古屋の臨節子に医術を学ぶ。その後、京都に出て浅見絅斎に儒学を、稲生若水に本草を、笠原子に詩文を学んだ。著書『病家示訓』（正徳三〔一七一三〕年）。内容は不明。

跡部光海（良顕）

江戸時代中期の幕臣・神道家。万治元（一六五八）〜享保一四（一七二九）年。神儒合一思想を持ち、山崎闇斎の著述を編纂・刊行して、闇斎の業績を後世に伝えた。著書『夢寝の説』、内容は不明。

原省庵

江戸時代中期の医師。生没年不詳。大阪伏見町に住む。『夜光珠』（享保一三〔一七二八〕年）は、食物の毒性と公衆衛生を説く書。書名は『摂生俚言解』とも。

長谷川（畑）**柳安**

江戸時代後期の医師。享保六（一七二一）〜文化元（一八〇四）年。医者畑柳景の女と結婚して養嗣子となる。天明元（一七八一）年、私財を投じて学館（医学院）を建設し、二〇〇〇人余りの門人を輩出。医学院の教育は、儒学を修得し、人としての基礎ができた上で医学を学ぶべきという方針のもとに行われた。著書『長命養生記』、内容は不明。

山科元勝（長安）

江戸時代初期の医師。寛永一九（一六四二）～貞享五（一六八八）年。京都の人。独自の矯正技術で難聴を治して唖科の名医として知られる。著書『保寿口訣集』（延享五〈一七四八〉年）、内容は不明。

加藤見益『養要論』、内容は不明。

白隠慧鶴《はくいんえかく》

江戸時代中期の臨済僧。貞享二（一六八五）～明和五（一七六八）年。駿河駿東郡浮島原の人。一五歳で同村の松蔭寺単領祖伝について出家、盛んに講演や説教を行い、和語法語・俚謡・漢詩文などの多数の著作を通し庶民教化に尽くした。『夜船閑話』（宝暦七〈一七五七〉年）は、著者である白隠が白幽という人物の教示を受けるという形式。滝沢利行はこの白隠の養生論について、禅僧でありながら「むしろ道学的・神仙術的である」（『近代日本健康思想の成立』）としている。

小川顕道

江戸時代中期の医師。元文二（一七三七）～文化一三（一八一六）年。江戸の町医者で、祖父は享保七年に目安箱から施薬院設置（小石川養生所として実現）を建白した小川笙船。そのため顕道も小石川養生所の肝煎を務めた。著書『養生囊』は全編にわたって仮名文で書かれており、「俗間の用薬療病の事を論述し、併せて医の良否巧拙等を評論す」（『増訂国書解題』）という。

藤井玄芝

江戸時代中期の医師・書家。享保一五（一七三〇）～明和七（一七七〇）年。京都の人。著書『病家心得草』、内容は不明。

本井子承

江戸時代中期の医師。生没年不詳。河内佐太の人。著書『長命衛生論』(文化一〇(一八一三)年)。

山崎普山

江戸時代中期の医師・俳人。享保一四(一七二九)〜文化六(一八〇九)年。筑前福岡藩医の父の跡を継いで医者となる。著書『長生草』、内容は不明。

松本鹿々

経歴不詳。『長寿養生論』写本二巻は、「一部始終仏教の擯斥誹謗したる書なり」(『増訂国書解題』)という。

谷了閑(義信)

江戸時代中期の医師。延享四(一七四七)〜文化二(一八〇五)年。代々の伊予宇和島藩医。儒学・医学・蘭方をも修めた。著書『養生談』、内容は不明。

杉田玄白(元伯・玄伯)

江戸時代中期の医師・蘭学者。享保一八(一七三三)〜文化一四(一八一七)年。江戸牛込矢来の小浜藩邸に生まれる。医学・漢学を学ぶ。宝暦八年、日本橋で開業。明和八(一七七一)年、前野良沢らと千住小塚原で解体を行い、蘭書の翻訳に力を注いで『解体新書』を公刊した。家塾天真楼では、大槻玄沢・杉田伯元・宇田川玄真・河口信順らが学んだ。著書『養生七不可』(享和元(一八〇一)年)は、蘭学にもとづいた養生論だが、漢医学の影響も残している。

大槻茂質(玄沢)

江戸時代中期の医師・洋学者。宝暦七(一七五七)〜文政一〇(一八二七)年。陸中一関藩医大槻玄梁の男。安永七(一七七八)年、江戸に出、杉田玄白・前野良沢に学ぶ。天明五(一七八五)年、長崎に遊学、翌年仙台藩の江戸詰藩医となる。蘭学塾芝蘭堂を開き、橋本宗吉・稲村三伯・宇田川玄真らの門人を育てた。「病家三不治」(享和元(一八〇一)年)は『養生七不可』に収録された。内容は不明。

中神琴渓

江戸時代後期の医師。延享元（一七四四）～天保四（一八三三）年。近江栗太郡の農家に生まれ、医家中神氏の養嗣子となる。寛政三（一七九一）年、京都堺町四条に開業、門人三〇〇〇人を輩出した。著書『生々堂養生論』（文化一四（一八一七）年）について、滝沢利行は「古医方の認識論をきわめて明瞭に示している」「基本原則は「節欲慎身」論に置かれている」（『近代日本健康思想の成立』）と記している。

浅井南皐（惟亨）

江戸時代後期の医者。宝暦一〇（一七六〇）～文政九（一八二六）年。医者山田惇宗の子として京都に生まれ、浅井南溟の嗣となる。『養生録』については「巻上に養生編鍼治編。巻中に灸治編、湯治編、服薬編。巻下は飲食編を掲ぐ。全編仮名交り文にて、漢字には仮名を添へたり」（『増訂国書解題』）との紹介がある。

近藤隆昌（文渓）

江戸時代後期の医師。安永元（一七七二）～文政七（一八二四）年。和泉堺に生まれ、家業を継ぎ医者となって堺奉行所に出入りした。著書『摂生談』（文化一二（一八一五）年）は「従来の抑制的な飲食観に対して、楽観的な飲食観を示す書」（『近代日本健康思想の成立』）だという。

高井伴寛（蘭山）

江戸時代後期の戯作者・読本作者。宝暦一二（一七六二）～天保九（一八三八）年。漢籍・往来物・女教訓書・字書等を通俗的に解説した書を多数著す。著書『食事戒』『保寿食事戒』。

大口子容（知常）

江戸時代後期の心学者。生年不詳、文政五（一八二二）年没。近江八幡の人。著書『心学寿草』（文化一二（一八一五）年）は益軒の『養生訓』にもとづいている。

中川其徳（壺山）

江戸時代後期の医師。安永二（一七七三）～嘉永三（一八五〇）年。近江の人。京都と大坂で開業した。『求寿論』を著したが、内容は不明。

八隅景山

江戸時代後期の医師。生没年不詳。上野高崎に生まれ、江戸に出て医業を営んだ。『養生一言草』（文政八〔一八二五〕年）は養生と教養を関連させた内容。

田中雅楽郎

江戸時代後期の医師。生没年不詳。文政（一八一八〜三〇年）頃、江戸の人。尾張藩医。著書『田子養生訣』は「静座・導引を中心とした神仙術系の養生法が主体」（『近代日本健康思想の成立』）だという。

河合元碩

江戸時代後期の医師。生没年不詳。文政（一八一八〜三〇年）頃、美作国津山の人。『養生随筆』は、内外の諸書より引用して「養生の幸福、養生の大切なること等を論述したるものなり」（『増訂国書解題』）という。

岡研介

江戸時代後期の医師。寛政一一（一七九九）〜天保一〇（一八三九）年。眼科医岡泰純の第五子として、周防国に生まれる。初め広島の蘭方医に学び、長崎でシーボルトにも師事。鳴滝塾の初代塾長。『蘭説養生録』（文政一〇〔一八二七〕年）は、同門の高野長英と共に翻訳したが、内容は不明。

松平定信

江戸時代後期の大名。宝暦八（一七五八）〜文政一二（一八二九）年。天明七（一七八七）年、老中首座。同八年、将軍補佐を兼ねる。老中就任後は、いわゆる「寛政の改革」を推進した。博学多芸で、古典書写、古物蒐集にも力を入れた。『老の教』（文政一二〔一八二九〕年）の内容は、「養気衛生等に関し、飲食湯薬等の事を詳しく論説したり」（『増訂国書解題』）という。

平野元良（重誠・元亮・玄良）

江戸時代後期の医師。生年不詳、慶応三（一八六七）年没。著書『玉の卯槌』（天保八〔一八三七〕年）は、飢饉の際の養生法を説く。富士川は「個人の身体を強健となして以て伝染病の侵入を防ぐべきことを唱え、また凶年の養生を説きたるは、識見ありと言うべし」(『日本医学史綱要2』)と評価している。

畑時倚(銀鶏)

江戸時代後期の医者・狂歌作者・戯作者。寛政二(一七九〇)～明治三(一八七〇)年。上野七日市藩医。著書『養生教草』を著した。

高松芳孫(貝陵)

江戸時代後期の漢学者。生没年不詳。漢学や易学を修め、江戸で講説した。『易道活眼』『敬食微言』など多数の著作があるが内容は不明。

伊藤弼

著書に『摂養茶話』があり、『増訂国書解題』によれば「衛生保養に関する雑話なり。和漢の古書を引証して、多く道徳的に心性的に、長命延寿の法を説けるが、自ら生理的に肯綮を得るもの少からず」というが内容は不明。

佐藤民之助(鶴城)

江戸時代後期の医師・国学者。生没年不詳。岩代信夫郡の人。江戸で医業の傍ら、日本古来の医道に関心を寄せ、文政七(一八二四)年、『奇魂』の稿を成し、天保二(一八三一)年に刊行した。他に『医家千字文』『医語拾遺』『奇視』『幸魂』『術魂』『備急八薬新論』などの著書がある。

沼義信(梧窓)

江戸時代後期の医師。生没年不詳。越中の人。『簡易養生記』は、主に救急処置を記述。「普通病気に於て民間簡易なる療治法、凡て七十五法を記載したる医書なり」(『増訂国書解題』)という。

多治恭理(青木弘安)

江戸時代後期の漢学者。寛政一一(一七九九)～安政三(一八五六)年。越後中蒲原郡の人。一八歳で京都に遊学、天保二(一八三一)年、帰郷して塾を開いた。著書は『防淫篇』『防殺篇』だが、内容は不明。

水野義尚（沢斎）
『養生弁』は、前篇（天保一三〔一八四二〕年）は漢医学に沿った養生法だが、後篇（嘉永二〔一八四九〕年）では西洋医学の知識を記述している。

松本元泰
江戸時代後期・明治時代の医師。寛政二（一七九〇）～明治一六（一八八三）年。伯耆米子の人。長崎で西洋医術を学び、大坂堂島で開業した。嘉永二（一八四九）年には種痘法を学び、翌年帰郷して因伯二州に種痘を実施。著書『衛生要覧編』の内容は不明。

杉山寿庵
『延寿養生訓』（弘化四〔一八四七〕年）は口語体で、「精神の安定」「飲食の節制」「色欲の抑制」を説く。

小沢正時
生没年不詳。『養老功備』（嘉永三〔一八五〇〕年）の養生論は、『増訂国書解題』によれば「養生は万能の根本にして、日用の規則なりといふ訳を俗語に記して、初老以上の人、又は虚弱多病の人、又は儒医不自由なる偏郷の人の為めにせんとて、多年父師に聞きたる所と、世の奇談とを交へ記せる由凡例に見えたり」と紹介している。

山下玄門
江戸時代後期の医師・俳人。明和八（一七七一）年生まれ。没年不詳。安房平群郡の修験大福院の山伏。江戸で医学を学んだ。著書『養生新語』は門人らに講義し筆記させたもの。「人間の自然性を肯定的かつ個別的に把握した養生観」にもとづきつつも、「古典的な「慎身」論を墨守している」（『近代日本健康思想の成立』）という。

溝口直諒（健斎・退翁）
江戸時代後期の大名。寛政一一（一七九九）～安政五（一八五八）年。越後新発田一〇代藩主。学を好み、

藩校の充実を図った。著作のうち『健斎筆録』には、「摂養集義抄」「摂養答問」といった養生書が含まれている。「摂養集義抄」（嘉永四〔一八五一〕年）は、漢文で書かれた古典的養生書。古代中国の医書・養生書等からの引用で構成される。「基本的原理は道学・神仙術に依拠していたことが窺われる」（『近代日本健康思想の成立』）という。

斎藤彦麿

江戸時代後期の国学者。明和五（一七六八）〜嘉永七（一八五四）年。三河岡崎に生まれる。著書『無病長寿伝』（嘉永五〔一八五二〕年）の内容は不明。

小野寺将順（丹元）

幕末・明治時代前期の医師。寛政一二（一八〇〇）〜明治九（一八七六）年。陸中西磐井郡に生まれる。嘉永年間（一八四八〜五四）、種痘を仙台で初めて施し、またシベリアにペスト流行との報に接してその予防を志して安政三（一八五六）年ペスト論を訳述した。著書『済生一方』（安政三〔一八五六〕年）。

山東京山

江戸時代後期の戯作者。明和六（一七六九）〜安政五（一八五八）年。江戸深川に生まれる。兄は同じく戯作者の山東京伝。江戸京橋に住み、文化四（一八〇七）年、山東京山の名で『復讐妹背山物語』を出す。天保九（一八三八）年、剃髪、涼仙と号した。『養生手引草』（安政五〔一八五八〕年）は上巻一〇項目、下巻一五項目に分かれ、後世派に依拠しつつ蘭学を参照している。一部、民間に浸透していた呪術的な内容も含んでいる。

高島久貫（祐庵）

江戸時代後期の医師。生没年不詳。江戸の人。慶応二（一八六六）年、奥医師として将軍徳川家茂の診療に当たった。著書は『小夜時雨』（万延年間）。

松本良順

幕末・明治時代の医師。天保三（一八三二）～明治四〇（一九〇七）年。下総佐倉藩医の家に生まれる。安政四（一八五七）年、幕命で長崎に留学して蘭医ポンペに学び、長崎養生所の設立に尽力した。著作のうち『養生法』（元治元（一八六四）年）は、「住所家室」「飲食」「煙草」など一〇項目で構成される。翻訳ではない、日本人による初の近代西洋医学にもとづく養生書である。滝沢利行は『養生法』について、「西洋各国の医学書に記載された養生法の内容の中から日本の気候・風土に応じた事項を採録・翻訳した」（『近代日本健康思想の成立』）ことにより、洋学的知見と非洋学的知見のどちらも全面的に採用も否定もせず、日本の風土に合わせて選択したことで「肯定的に受容」されたとする。

権田直助

幕末・明治時代前期の医師・国学者。文化六（一八〇九）～明治二〇（一八八七）年。武蔵入間郡に生まれる。江戸で漢方医学・儒学を学んだ後、帰郷して開業。しかし天保八（一八三七）年には平田篤胤に入門して「皇朝医学」を唱えた。『養生答客問』（慶応三（一八六七）年）は、著者と客の問答形式で、「行状を正しくすること」により、「無事安平」に天年を全うできるという神道的養生観を説く。西洋医学にもとづく、住居や衣服、飲食を詳細に規定する養生法には批判的である。

杉田玄端

幕末・明治時代初期の医者・洋学者。文政元（一八一八）～明治二二（一八八九）年。尾張藩医の家に生まれる。嘉永六（一八五三）年、若狭小浜藩医。駿河へ移り陸軍医学所頭取を務める。メーンの『健全学』を翻訳。内容は「天地間万物の生活を論ず。機生体諸元質の論、食物及び消食機の論等より、気候身体に関係あるを論ず、前編諸条の応用を論ず等十五編に分ち論ぜり」（『増訂国書解題』）。第九編から第一四編が養生法にあてられており、「総論・飲食・大気浴・運動・気候と身体・応用・公行健全学」について記述している。

辻恕介『長生法』、内容は不明。

久我克明

幕末・明治時代の医師。生没年不詳。軍陣医学者・大学校種痘館幹事・大学中助教などを歴任。明治四（一八七一）年『官版種痘亀鑑』を翻訳して出版した。ペルシルレの『三兵養生論』（慶応三〔一八六七〕年）を翻訳したが内容は不明。

（参考文献）
・富士川游『日本医学史』裳華房、一九〇四年。
・富士川游著・小川鼎三校注『日本医学史綱要1・2』平凡社、一九七四年。
・吉原瑛「江戸時代養生書出版年表」『群馬大学教育学部紀要』芸術・技術・体育・生活科学編、群馬大学教育学部、一九九八年。
・佐村八郎『増訂国書解題』六合館、一九二九年。
・『国史大辞典』吉川弘文館、一九七九―一九九七年。
・『国書人名辞典』岩波書店、一九九三―一九九九年。
・「日本古典籍総合目録データベース」国文学研究資料館。
・滝沢利行『近代日本健康思想の成立』大空社、一九九三年。
・岩間眞知子『茶の医薬史―中国と日本』思文閣出版、二〇〇九年。

本書での『養生訓』の項目番号・分類と原典巻数

「分類」は「思」「行」「食」「住」「衣」に分類し、二つ以上の概念にまたがる場合には複数記載とした。

項目番号	分類	巻数・番号	冒頭の語
		巻第一 総論上	
1	思	1	人の身は父母を本とし、天地を初とす。
2	思	2	万の事つとめてやまざれば、必しるしあり。
3	思・行	3	園に草木をうへて愛する人は、
4	思	4	養生の術は、先わが身をそこなふ物を去べし。
5	思・行	5	凡養生の道は、内慾をこらゆるを以本とす。
6	思	6	凡の人、生れ付たる天年はおほくは長し。
7	思	7	人の命は我にあり、天にあらずと老子いへり。
8	思・住	8	人の元気は、もと是天地の万物を生ずる気なり。
9	思・行・食	9	養生の術は先心気を養ふべし。
10	思	10	人の耳、目、口、体の見る事、きく事、飲食ふ事、
11	思	11	風寒暑湿は外邪なり。
12	思・行	12	身をたもち生を養ふに、一字の至れる要訣あり。
13	思・行	13	養生の害二あり。元気をへらす一なり。
14	思・行	14	心は身の主也、しづかにして安からしむべし。
15	思・行	15	凡薬と鍼灸を用るは、やむ事を得ざる下策なり。
16	思	16	古の君子は、礼楽をこのんで行なひ、射御を学び、
17	行	17	身体は日々少づつ労動すべし。
18	思	18	人の身は百年を以て期とす。
19	思	19	人生五十にいたらざれば、血気いまだ定らず。
20	思	20	およそ人の身は、よはくもろくして、
21	思	21	生を養ふ道は、元気を保つを本とす。

22	思	22	およそ人の楽しむべき事三あり。
23	思	23	天地のよはひは、邵尭夫の説に、
24	思・行	24	養生の術は、つとむべき事をよくつとめて、
25	思	25	人の身のわざ多し。
26	思	26	或人の曰、養生の術、隠居せし老人、
27	思・行	27	或人うたがひて曰、養生をこのむ人は、
28	思・行	28	いにしへの人、三慾を忍ぶ事をいへり。
29	思・行	29	言語をつゝしみて、無用の言をはぶき、
30	思・行	30	古語ニ曰、莫大之禍は起二于須臾ノ不ルニ一レ忍ヒ。
31	思	31	養生の道なければ、生れ付つよく、わかく、さかんなる人も、
32	思	32	世に富貴財禄をむさぼりて、
33	思・住	33	陰陽の気天にあつて、流行して滞らざれば、
34	思	34	養生に志あらん人は、心につねに主あるべし。
35	思・行	35	万の事、一時心に快き事は、必後に殃となる。
36	思	36	聖人は未病を治すとは、病いまだおこらざる時、
37	思	37	養生の道は、恣なるを戒とし、慎を専とす。
38	思	38	人の身をたもつには、養生の道をたのむべし。
39	思	39	気は、一身体の内にあまねく行わたるべし。
40	思	40	俗人は、慾をほしゐまゝにして、礼義にそむき、
		巻第二 総論下	
41	行	1	凡朝は早くおきて、手と面を洗ひ、髪をゆひ、
42	思・行	2	家に居て、時々わが体力の辛苦せざる程の労動をなすべし。
43	思・行	3	華佗が言に、人の身は労動すべし。
44	行	4	千金方ニ曰ク、養生の道、
45	行	5	酒食の気いまだ消化せざる内に臥してねぶれば、

46	行	6	日長き時も昼臥すべからず。
47	思・行	7	養生の道は、たのむを戒しむ。
48	思	8	爰に人ありて、宝玉を以てつぶてとし、
49	思・行	9	心は楽しむべし、苦しむべからず。
50	思	10	一時の慾をこらへずして病を生じ、百年の身をあやまる。
51	思	11	易に曰、思ヒレ患ヲ予テ防グレ之ヲ。
52	思	12	人、慾をほしゐまゝにして楽しむは、
53	思	13	人、毎日昼夜の間、元気を養ふ事と元気をそこなふ事との、
54	思	14	古語曰、日ニ慎ムコト一日、寿終ニ無シレ殃。
55	思	15	飲食色慾をほしゐまゝにして、
56	思・行	16	養生の道、多くいふ事を用ひず。
57	食・行	17	飲食は身を養ひ、ねぶり臥は気を養なふ。
58	思	18	貧賤なる人も、道を楽しんで日をわたらば、
59	思・行	19	心を平らかにし、気を和かにし、言をすくなくし、
60	住・食	20	山中の人は多くはいのちながし。
61	思・行	21	ひとり家に居て、閑に日を送り、
62	思	22	古語に、忍は身の宝也といへり。
63	思	23	胃の気とは元気の別名なり。
64	思	24	養生の術、荘子が所謂庖丁が牛をときしが如くなるべし。
65	思	25	人に対して、喜び楽しみ甚ければ、
66	思・行	26	心をしづかにしてさはがしくせず、
67	思・行	27	津液は一身のうるほひ也。
68	思・行	28	津液をばのむべし、吐べからず。
69	行	29	何事もあまりよくせんとしていそげば、
70	思・行	30	凡よき事あしき事、皆ならひよりおこる。

71	行	31	万の事、皆わがちからをはかるべし。
72	思・行	32	わかき時より、老にいたるまで、元気を惜むべし。
73	思・行	33	気を養ふに嗇の字を用ゆべし。
74	思	34	養生の要は、自欺ことをいましめて、
75	思	35	世の人を多くみるに、生れ付て短命なる形相ある人は
76	思	36	凡の事十分によからんことを求むれば、
77	思	37	或人の曰、養生の道、飲食色慾をつゝしむの類、
78	思	38	聖人やゝもすれば楽をとき玉ふ。
79	思・行	39	長生の術は食色の慾をすくなくし、
80	思・行	40	万の事十分に満て、其上にくはへがたきは、
81	思	41	一時の浮気をほしゐまゝにすれば、
82	思	42	養生の道は、中を守るべし。
83	思	43	心をつねに従容としづかにせはしからず、
84	思	44	人の身は、気を以生の源、命の主とす。
85	住・行	45	もし大風雨と雷はなはだしくば、
86	行	46	客となつて昼より他席にあらば、
87	思・行	47	素問に、怒れば気上る。喜べば気緩まる。
88	思・行	48	臍下三寸を丹田と云。腎間の動気こゝにあり。
89	思・行	49	七情は喜怒哀楽愛悪慾也。
90	思	50	養生の要訣一あり。要訣とはかんようなる口伝也。
91	思・行	51	内慾をすくなくし、外邪をふせぎ、
92	思・行	52	気を和平にし、あらくすべからず。
93	行	53	古人は、詠歌舞踏して血脉を養ふ。
94	行	54	おもひをすくなくして神を養ひ、
95	行	55	摂生の七養あり。是を守るべし。
96	行	56	孫真人が曰、修養の五宜あり。
97	行	57	久しく行き、久しく坐し、久しく立、

98	行	58	養生の四要は、暴怒をさり、
99	行	59	病源集に唐椿が曰、四損は、遠くつばきすれば
100	行	60	老人はつよく痰を去薬を用べからず。
101	思・行	61	呼吸は人の鼻よりつねに出入る息也。
102	行	62	千金方に、常に鼻より清気を引入れ、
103	行	63	常の呼吸のいきは、ゆるやかにして、
104	行	64	調息の法、呼吸をとゝのへ、しづかにすれば、
105	思・行	65	養生の術、まづ心法をよくつゝしみ守らざれば、
106	行	66	夜書をよみ、人とかたるに三更をかぎりとすべし。
107	住	67	外境いさぎよければ、中心も亦是にふれて
108	思・行 食・住	68	天地の理、陽は一、陰は二也。水は多く火は少し。
		巻第三 飲食上	
109	思・食	1	人の身は元気を天地にうけて生ずれ共、飲食の養なければ、
110	食	2	人生日々に飲食せざる事なし。
111	食	3	論語、郷党篇に記せし聖人の飲食の法、
112	食	4	飯はよく熟して、中心まで和らかなるべし。
113	食	5	飯を炊ぐに法多し。たきぼしは壮実なる人に宜し。
114	食	6	凡の食、淡薄なる物を好むべし。
115	思・食	7	飲食は飢渇をやめんためなれば、
116	食	8	珍美の食に対すとも、八九分にてやむべし。
117	食	9	五味偏勝とは一味を多く食過すを云。
118	思・食	10	食は身をやしなふ物なり。
119	食	11	飯はよく人をやしなひ、又よく人を害す。
120	食	12	飲食の人は、人これをいやしむ。
121	食	13	夜食する人は、暮て後、早く食すべし。

122	思・食	14	俗のことばに、食をひかへすごせば、
123	食	15	すけ（好）る物にあひ、うゑたる時にあたり、
124	食	16	飲食ものにむかへば、むさぼりの心すゝみて、
125	思・食	17	酒食を過し、たゝりをなすに、
126	思	18	食する時、五思あり。
127	食	19	夕食は朝食より滞やすく消化しがたし。
128	食	20	飯のすゑり、魚のあざれ、肉のやぶれたる、
129	食	21	飲食の内、飯は飽ざれば飢を助けず。
130	食	22	人身は元気を本とす。
131	食	23	脾胃虚弱の人、殊老人は飲食にやぶられやすし。
132	思・食	24	交友と同じく食する時、美饌にむかへば
133	食	25	一切の宿疾を発する物をば、しるし置て
134	食	26	傷食の病あらば飲食をたつべし。
135	食	27	朝食いまだ消化せずんば、昼食すべからず。
136	食	28	煮過して飪を失なへる物と、いまだ煮熟せざる物
137	食	29	聖人其醤を得ざればくひ給はず。
138	思・食	30	飲食の慾は朝夕におこる故、
139	食	31	諸の食物、皆あたらしき生気ある物を
140	思・食	32	すけ（好）る物は脾胃のこのむ所なれば補となる。
141	食	33	清き物、かうばしき物、もろく和かなる物、
142	食	34	衰病虚弱の人は、つねに魚鳥の肉を味よくして、
143	食	35	脾虚の人は、生魚をあぶりて食するに宜し。
144	食	36	大魚は小魚より油多くつかえやすし。
145	食	37	生魚、味をよく調へて食すれば、生気ある故、
146	食	38	甚腥く脂多き魚食ふべからず。
147	食	39	さし身、鱠は人により斟酌すべし。
148	食	40	諸獣の肉は、日本の人、腸胃薄弱なる故に

149	食	41	生魚あざらけきに塩を淡くつけ、日にほし、
150	食	42	味噌、性和にして腸胃を補なふ。
151	食	43	脾胃虚して生菜をいむ人は、
152	食	44	食物の気味、わが心にかなはざる物は、
153	食	45	凡食飲をひかへこらゆる事久き間にあらず。
154	食	46	脾胃のこのむと、きらふ物をしりて、
155	食	47	脾胃のきらふ物は生しき物、冷なる物、
156	食	48	酒食を過し、或は時ならずして飲食し、
157	食	49	塩と酢と辛き物と、此三味を多く食ふべからず。
158	食・行	50	酒食の後、酔飽せば、天を仰で酒食の気を
159	食・行	51	わかき人は食後に弓を射、鎗、太刀を習ひ、
160	食	52	脾胃虚弱の人、老人などは、
161	食	53	古人、寒月朝ごとに、性平和なる薬酒を
162	食	54	肉は一臠を食し、菓は一顆を食しても、
163	食	55	水は、清く甘きを好むべし。
164	思・食	56	天よりすぐに下る雨水は性よし、毒なし。
165	食	57	湯は熱きをさまして、よき比の時のむはよし。
166	食	58	食すくなければ、脾胃の中に空処ありて、
167	食	59	およそ人の食後に俄にわづらひて死ぬるは、
168	食	60	うえて食し、かはきて飲むに、
169	食	61	四時、老幼ともにあたゝかなる物くらふべし。
170	食・住	62	夏月、瓜菓生菜多く食ひ、冷麪をしばしば食し、
171	食・行	63	食後に、湯茶を以口を数度すゝぐべし。
172	食	64	人、他郷にゆきて、水土かはりて水土に服せず、
173	食・住	65	山中の人は、肉食ともしくて病すくなく命長し。
174	食	66	朝早く、粥を温に、やはらかにして食へば、
175	食	67	生薑、胡椒、山椒、蓼、紫蘇、生蘿蔔、生葱など

176	食	68	朝夕飯を食するごとに、
177	食・行	69	臥にのぞんで食滞り、痰ふさがらば、
178	食・住	70	日短き時、昼の間点心食ふべからず。
179	食・住	71	晩食は、朝食より少くすべし。飣肉も少きに宜し。
180	食	72	一切の煮たる物、よく熟して柔なるを食ふべし。
181	食	73	我が家にては、飲食の節慎みやすし、
182	食・行	74	飯後に力わざをすべからず。
		巻第四 飲食下	
183	食・行	1	東坡曰、早晩の飲食一爵一肉に過す。
184	食・行	2	朝夕一飣を用ゆべし。
185	食	3	松蕈、竹筍、豆腐など味すぐれたる野菜は、只一種煮食すべし。
186	食	4	饂餌の新に成て再煮ずあぶらずして、即食するは消化しがたし。
187	食	5	朝食、肥濃の物ならば、晩食は必淡薄に宜し。
188	食	6	諸の食物、陽気の生理ある新きを食ふべし。
189	食	7	一切の食、陰気の欝滞せる物は毒あり。
190	食	8	夏月、暑中にふたをして、久しくありて、
191	食・住	9	瓜は風涼ノ日、及秋月清涼の日、不レ可レ食。
192	食	10	炙鮓炙肉すでに炙りて、又、熱湯に少ひたし、
193	食	11	茄子、本草等の書に、性不レ好と云。
194	食	12	胃虚弱の人は、蘿蔔、胡蘿蔔、芋、薯蕷、牛蒡などうすく切てよく煮たる、
195	食	13	蘿蔔は菜中の上品也。つねに食ふべし。
196	食・住	14	菘は京都のはたけ菜水菜、いなかの京菜也。
197	食	15	諸菓、寒具など、炙食へば害なし。
198	食・思	16	人は病症によりて禁宜の食物各かはれり。

199	食	17	豆腐には毒あり。
200	食	18	前食末ン二消化セ一ば、後食相つぐべからず。
201	食	19	服レ薬ヲ時、あまき物、油膩の物、獣ノ肉、諸菓、
202	食	20	萊菔、菘、薯蕷、芋、慈姑、胡蘿蔔、南瓜、大葱白等
203	食・住	21	薑を八九月食へば、来春眼をうれふ。
204	食	22	豆腐、蒟蒻、薯蕷、芋、慈姑、蓮根などの類、
205	食	23	暁の比、腹中鳴動し、食つかえて腹中不快ば、
206	食	24	飲酒の後、酒気残らば、
207	食	25	鳥獣のこはき肉、前日より豆油及豉汁を以煮て、
208	食	26	鶻突羹は鯽魚をうすく切て、山椒などくはへ、
209	食	27	凡諸菓の核いまだ成ざるをくらふべからず、
210	食・行	28	怒の後、早く食すべからず。
211	食	29	腹中の食いまだ消化せざるに、又食すれば、
212	食・思	30	永夜、寒甚き時、もし夜飲食して寒を防ぐに宜しくば、
213	食	31	朝夕の食、塩味をくらふ事すくなければ、
214	食・思	32	中華、朝鮮の人は、脾胃つよし。
215	食	33	空腹に、生菓食ふべからず。
216	食・行	34	労倦して多く食すれば、必睡り臥す事をこのむ。
217	食・行	35	古今医統に、百病の横夭は多く飲食による。
218	食・行	36	病人の甚食せん事をねがふ物あり。
219	食	37	多く不レ可レ食物、
220	食	38	老人、虚人、不レ可レ食物、
221	食・住	39	凡の人、不レ可レ食物、
222	食	40	いにしへ、もろこしに食医の官あり。
223	食	41	同食の禁忌多し、其要なるをこゝに記す
224	食	42	黄芪を服する人は、酒を多くのむべからず。

225	食・行	43	一切の食物の内、園菜、極めて穢はし。
		飲酒	
226	食・行	44	酒は天の美禄なり。
227	食・行	45	酒を飲には、各人によつてよき程の節あり。
228	食・行	46	凡酒はたゞ朝夕の飯後にのむべし。
229	食	47	凡酒は夏冬ともに、冷飲熱飲に宜しからず。
230	食	48	酒をあたゝめ過して飪を失へると、
231	食・行	49	酒を人にすゝむるに、すぐれて多く飲む人も、
232	食	50	市にかふ酒に、灰を入たるは毒あり。
233	食	51	五湖漫聞といへる書に、
234	食	52	酒をのむに、甘き物をいむ。
235	食	53	焼酒は大毒あり、多く飲べからず。
		飲茶 烟草附	
236	食	54	茶、上代はなし。
237	食	55	茶は冷也。酒は温也。
238	食	56	あつものも、湯茶も、多くのむべからず。
239	食・行	57	薬と茶を煎ずるに、水をゑらぶべし。
240	食・行	58	茶を煎ずる法、よはき火にて炒り、
241	食	59	大和国中は、すべて奈良茶を毎日食す。
242	食・思	60	たばこは、近年、天正、慶長の比、異国より
		慎色慾	
243	行・思	61	素問に、腎者五臓の本といへり。
244	行	62	男女交接の期は、
245	食・行・思	63	わかく盛なる人は、
246	行	64	達生録曰、男子、年いまだ二十ならざる者、
247	行・思	65	孫真人が千金方に、房中補益ノ説あり。
248	思・行	66	情慾をおこさずして、腎気動かざれば害なし。

249	住・行	67	房室の戒多し。殊に天変の時をおそれ
250	食・行	68	小便を忍んで房事を行ふべからず。
251	行	69	入門ニ曰、婦人懐胎の後、
252	思	70	腎は五臓の本、脾は滋養の源也。
		巻第五 五官	
253	思	1	心は人身の主君也。故天君と云。
254	住	2	つねに居る処は、南に向ひ、戸に近く、
255	住・行	3	臥には必東首して生気をうくべし。
256	行	4	坐するには正坐すべし。
257	住	5	常に居る室も常に用る器も、かざりなく質朴に
258	行	6	夜ふすには必側にそばたち、わきを下にして
259	行	7	夜ふして、いまだね入らざる間は、
260	行	8	夜臥に、衣を以面をおほふべからず。
261	行	9	凡一日に一度、わが首より足に至るまで、
262	行	10	入門ニ曰、導引の法は、保養中の一事也。
263	行	11	導引の法を毎日行へば、気をめぐらし、
264	行	12	膝より下の、はぎのおもてうらを、
265	行	13	気のよくめぐりて快き時に、導引按摩すべからず。
266	行	14	髪はおほくけづるべし。
267	行	15	五更におきて坐し、一手にて、足の五指をにぎり、
268	行	16	臥す時、童子に手を以合せすらせ、
269	行	17	毎夜ふさんとするとき、櫛にて髪を
270	行	18	入門に曰、年四十以上は、事なき時は、
271	行	19	衾炉は、炉上に櫓をまうけ、衾をかけて火を入、
272	行	20	凡衣をあつくき、あつき火にあたり、
273	行	21	貴人の前に久しく侍べり、
274	行	22	頭ノ辺リに火炉をおくべからず。

275	衣・行	23	東垣が曰、にはかに風寒にあひて、衣うすくば
276	衣	24	めがねを靉靆と云。
277	行	25	牙歯をみがき、目を洗ふ法、朝ごとに、
278	行	26	古人の曰、歯の病は胃火ののぼる也。
279	行	27	わかき時、歯のつよきをたのみて、
280	行	28	牙杖にて、牙根をふかくさすべからず。
281	住・行	29	寒月はおそくおき、暑月は早くおくべし。
282	行	30	熱湯にて、口をすゝぐべからず。
283	行	31	千金方ニ曰、食しおはるごとに、
284	行	32	医説ニ曰、食して後、体倦むとも、
285	思・行	33	目鼻口は面上の五竅にて、気の出入する処、
286	行	34	瓦火桶と云物、京都に多し。桐火桶の製に似て
		二便	
287	行	35	うへては坐して小便し、
288	行・食	36	二便は早く通じて去べし。
289	行	37	常に大便秘結する人は、毎日厠にのぼり、
290	行	38	日月、星辰、北極、神廟に向つて、大小便すべからず。
		洗浴	
291	行	39	湯浴は、しばしばすべからず。
292	行	40	熱湯に浴するは害あり。
293	行	41	暑月の外、五日に一度沐ひ、十日に一度浴す。
294	行	42	あつからざる温湯を少盥に入て、
295	行	43	うゑては浴すべからず。
296	行	44	浴湯の盤の寸尺の法、曲尺にて竪の長二尺九寸、
297	行	45	泄痢し、及食滞、腹痛に、温湯に浴し、
298	行	46	身に小瘡ありて熱湯に浴し、浴後、風にあたれば肌をとぢ、

299	行	47	沐浴して風にあたるべからず。
300	行	48	女人、経水来る時、頭を洗ふべからず。
301	行	49	温泉は、諸州に多し。入浴して宜しき症あり。
302	行・食	50	湯治の間、熱性の物を食ふべからず。
303	行	51	海水を汲んで浴するには、
304	行	52	温泉ある処に、いたりがたき人は、
		巻第六 慎病	
305	思・行	1	古語に、常ニ作㆓病想㆒ヲ。
306	思	2	病なき時、かねてつゝしめば病なし。
307	思	3	古語に、病は少癒るに加はるといへり。
308	思	4	千金方ニ曰、冬温なる事を極めず、夏涼き事を
309	思・行	5	病生じては、心のうれひ身の苦み甚し。
310	思	6	飲食、色慾の内欲を、ほしゐまゝにせずして、
311	思	7	病ある人、養生の道をば、かたく慎しみて、
312	思	8	病を早く治せんとして、いそげば、
313	住・食	9	居所、寝室は、つねに風寒暑湿の邪気を
314	思・行	10	傷寒を大病と云。
315	食・思	11	中風は、外の風にあたりたる病には非ず、
316	住	12	春は陽気発生し、冬の閉蔵にかはり、
317	住・行	13	夏は、発生の気いよいよさかんにして、
318	住・食・思	14	四月は純陽の月也。
319	住・食	15	四時の内、夏月、尤保養すべし。
320	住・食	16	六七月、酷暑の時は、極寒の時より、
321	住・行	17	夏月、古き井、深き穴の中に人を入べからず。
322	住・行	18	秋は、夏の間肌開け、七八月は、
323	住・行・衣	19	冬は、天地の陽気とぢかくれ、
324	住・行	20	冬至には、一陽初て生ず。

325	住・行	21	冬月は、急病にあらずんば、針灸すべからず。
326	住・行	22	除日には、父祖の神前を掃除し、
327	行	23	熱食して汗いでば、風に当るべからず。
328	行	24	凡ソ人の身、高き処よりおち、
329	住・食・行	25	冬、朝に出て遠くゆかば、酒をのんで寒をふせぐべし。
330	住・食・行	26	雪中に跣にて行て、甚寒えたるに、
331	行	27	頓死の症多し。
332	思	28	神怪、奇異なる事、たとひ目前に見るとも、
		択医	
333	思	29	保養の道は、みづから病を慎しむのみならず、
334	思・行	30	医は仁術なり。仁愛の心を本とし、
335	思・行	31	凡医となる者は、先儒書をよみ、文義に通ずべし。
336	思	32	文学ありて、医学にくはしく、医術に心を
337	思	33	古人、医也者ハ意也、といへり。
338	思	34	医とならば、君子医となるべし、
339	思	35	或人の曰、君子医となり、人を救はんが為に
340	思・行	36	医となる者、家にある時は、つねに医書を見て
341	思・食	37	医師にあらざれども、薬をしれば、
342	思	38	士庶人の子弟いとけなき者、医となるべき才あらば、
343	思・行	39	俗医は、医学をきらひてせず。
344	思	40	医となる人は、まづ志を立て、
345	思・行	41	貧民は、医なき故に死し、愚民は庸医にあやまられて、
346	思	42	医術は、ひろく書を考へざれば、事をしらず。
347	思	43	日本の医の中華に及ばざるは、
348	思・行	44	歌をよむに、ひろく歌書をよんで、

349	思・行	45	医は、仁心を以て行ふべし。
350	思・行	46	医を学ぶに、ふるき法をたづねて、ひろく学び、
351	思・行・食	47	薬の病に応ずるに適中あり、偶中あり。
352	思・行	48	医となる者、時の幸を得て、
353	思・行・食	49	諸芸には、日用のため無益なる事多し。
354	思	50	医書は、内経本草を本とす。
355	思	51	張仲景は、百世の医祖也。
356	思	52	むかし、日本に方書の来りし初は、千金方なり。
357	思・行	53	凡諸医の方書偏説多し。
358	思・行	54	局方発揮、出て局方すたる。
359	思・行	55	我よりまへに、其病人に薬を与へし医の治法、
360	思・行・食	56	本草の内、古人の説まちまちにして、
361	思・行・食	57	医術も亦、其道多端なりといへど、其要三あり。
362	思・行・食	58	或曰、病あつて治せず、常に中医を得る、
		巻第七 用薬	
363	思・行・食	1	人身、病なき事あたはず。
364	思・行・食	2	孫思邈曰、人、故なくんば薬を餌べからず。
365	思・行・食	3	劉仲達が鴻書に、疾あつて、もし明医なくば
366	思・行・食	4	良医の薬を用るは臨機応変とて、
367	思・行・食	5	脾胃を養ふには、只穀肉を食するに相宜し。
368	思・食・行	6	薬をのまずして、おのづからいゆる病多し。
369	思	7	病の初発の時、症を明に見付ずんば、
370	思・行・食	8	丘処機が、衛生の道ありて長生の薬なし、
371	思・食・行	9	薬肆の薬に、好否あり、真偽あり。
372	思・行	10	いかなる珍味も、これを煮る法ちがひてあしければ、味あしゝ。

373	食・住・行	11	薬剤一服ノ大小の分量、中夏の古法を考がへ、本邦の土宜にかなひて、過不及なかるべし。
374	思・食 行・住	12	日本人は、中夏の人の健にして、腸胃のつよきに及ばずして、
375	食・思	13	今ひそかにおもんぱかるに、利薬は一服の分量、
376	食・思	14	補薬一服の分量は、一匁より一匁五分に至るべし。
377	食・思	15	婦人の薬は、男子より小服に宜し。
378	食・思	16	小児の薬、一服は五分より一匁に至るべし。
379	食・行	17	大人の利薬を煎ずるに、
380	思・食	18	補薬は、滞塞しやすし。
381	食・思	19	身体短小にして、腸胃小なる人、虚弱なる人は、
382	食・思	20	小児の薬に、水をはかる盞は、
383	食・住 行・思	21	中華の法、父母の喪は必三年、
384	食・思	22	右、薬一服の分量の大小、用水の多少を定むる事、
385	食・思	23	煎薬に加ふる四味あり。
386	食・思	24	今世、医家に泡薬の法あり。
387	食・思	25	世俗には、振薬とて、薬を袋に入て熱湯につけて、
388	食	26	頤生微論ニ曰、大抵散利之剤ハ宜レ生ニ。
389	食・行・思	27	補湯は、煎湯熱き時、少づゝのめばつかえず。
390	食	28	利薬は、大服にして、武火にて早く煎じ、多くのみて、速に効をとるべし。
391	食・思	29	凡丸薬は、性尤やはらかに、其功、にぶくしてするどならず。
392	食	30	入門にいへるは、薬を服するに、病、上部にあるには、食後に少づゝ服す。
393	食	31	又曰、薬を煎ずるに砂礶を用ゆべし。
394	食	32	薬を服するに、五臓四肢に達するには湯を用ゆ。
395	食	33	中華の書に、薬剤の量数をしるせるを見るに、

396	食	34	中夏の煎法右の如し。
397	食	35	宋の沈存中が筆談と云書に曰、近世は湯を用ずして煮散を用ゆといへり。
398	食・思	36	甘草をも、今の俗医、中夏の十分一用ゆるは、
399	食	37	生薑は薬一服に一片、
400	食・思	38	棗は、大なるをゑらび用ひてたねを去、
401	食・思	39	中夏の書、居家必用、居家必備、斉民要術、
402	食	40	凡薬を煎ずるに、水をゑらぶべし。
403	食	41	今世の俗は、利湯をも、煎じたるかすに、
404	食	42	生薑を片とするは、生薑根には肢多し。
405	食	43	棗は、樹頭に在てよく熟し、
406	食	44	凡薬を服して後、久しく飲食すべからず。
407	食	45	凡薬を服する時は、朝夕の食、常よりも殊につゝしみゑらぶべし。
408	食	46	補薬を煎ずるには、かたき木、かたき炭などの
409	食	47	薬一服の大小、軽重は、病症により、
410	食	48	薬を煎ずるは、磁器よし、陶器也。
411	食	49	利薬を久しく煎じつめては、
412	食・思	50	毒にあたりて、薬を用るに、必熱湯を用べからず。
413	行・食	51	食物の毒、一切の毒にあたりたるに、
414	食・思	52	酒を煎湯に加ふるには、
415	思・食	53	腎は、水を主どる。
416	思・食	54	東垣ガ曰ク、細末の薬は経絡にめぐらず。
417	思・食	55	丸薬、上焦の病には、細にしてやはらかに
418	思	56	中夏の秤も、日本の秤と同じ。
419	思・行・食	57	諸香の鼻を養ふ事、五味の口を養ふがごとし。
420	食	58	悪気をさるに、蒼朮をたくべし。
421	思・食	59	大便、瀉しやすきは大にあしゝ。

422	食	60	上中部の丸薬は早く消化するをよしとす。
		巻第八 養老	
423	思・行	1	人の子となりては、其おやを養ふ道を
424	思・行	2	老人は、体気おとろへ、腸胃よはし。
425	思・行	3	老の身は、余命久しからざる事を思ひ、
426	思・行	4	老後は、わかき時より月日の早き事、
427	思	5	今の世、老て子に養はるゝ人、わかき時より、
428	思・行	6	老人の保養は、常に元気をおしみて、
429	思・行	7	老ては気すくなし。気をへらす事をいむべし。
430	食・思	8	老人は体気よはし。是を養ふは大事なり。
431	住・食・行	9	衰老の人は、脾胃よはし。
432	食	10	老人はことに生冷、こはき物、
433	思・行	11	年老ては、さびしきをきらふ。
434	住・行	12	天気和暖の日は、園圃に出、高き所に上り、
435	思・行	13	老人は気よはし。
436	思・行	14	とし下寿をこゑ、七そぢにいたりては、
437	思・行	15	老ての後は、一日を以テ十日として
438	思	16	年老ては、やうやく事をはぶきて、
439	食	17	朱子六十八歳、其子に与ふる書に、
440	住・行	18	老人は、大風雨、大寒暑、大陰霧の時
441	食	19	老ては、脾胃の気衰へよはくなる。
442	食	20	衰老の人、あらき物、多くくらふべからず。
443	食・思	21	老人病あらば、先食治すべし。
444	食	22	朝夕の飯、常の如く食して、
445	思	23	年老ては、わが心の楽の外、
446	思	24	老後、官職なき人は、
447	行・思	25	朝は、静室に安坐し、香をたきて、聖経を

448	行・思	26	つねに静養すべし。
449	行・思	27	老人は、つねに盤坐して、
		育幼	
450	衣・食・思	28	小児をそだつるは、三分の飢と寒とを存すべし
451	衣・食・思	29	小児は、脾胃もろくしてせばし。
452	思	30	小児を保養する法は、
		鍼	
453	行	31	鍼をさす事はいかん。
454	思	32	衰老の人は、薬治、鍼灸、導引、按摩を行ふにも、
		灸法	
455	思	33	人の身に灸をするは、いかなる故ぞや。
456	思・行・住	34	艾葉とは、もえくさの略語也。
457	思	35	昔より近江の胆吹山、下野の標茅が原を
458	思・行	36	艾炷の大小は、各其人の強弱によるべし。
459	思・行	37	灸に用る火は、水晶を天日にかゞやかし、
460	思・行	38	坐して点せば、坐して灸す。
461	住・思・行	39	灸する時、風寒にあたるべからず。
462	食・思・行	40	灸後、淡食して血気和平に流行しやすからしむ。
463	思・行	41	灸法、古書には、其大さ、根下三分ならざれば、
464	思・行	42	灸して後、灸瘡発せざれば、其病癒がたし。
465	住・思・行	43	阿是ノ穴は、身の中、いづれの処にても、
466	思・行	44	今の世に、天枢脾兪など、一時に多く灸すれば、
467	住・思・行	45	方術の書に、禁灸の日多し。
468	思・行	46	千金方に、小児初生に病なきに、かねて針灸すべからず。
469	思・行	47	項のあたり、上部に灸すべからず。
470	住・思・行	48	脾胃虚弱にして、食滞りやすく、泄瀉しやすき人は、

471	思・行	49	灸すべき所をゑらんで、要穴に灸すべし。
472	思・行	50	一切の頓死、或夜厭死したるにも、
473	思・行	51	衰老の人は、下部に気すくなく、根本よはく
474	思・行	52	病者、気よはくして、つねのひねりたる灸炷を、
475	住・思・行	53	廱疽及諸瘡腫物の初発に、早く灸すれば、
476	住・思・行	54	事林広紀（記）に、午後に灸すべしと云へり。

あとがき

大分前のこと。養生食品に関する学会発表のために、今は亡き静岡県立大学の薬学博士・矢内原昇教授と一緒にアメリカのヒューストンへ行きました。大会場での発表が好評を得て、小会場での特別講演を要求されました。そのどちらの会場にも一人の熱心な中年アメリカ人男性がいましたので、講演後、感謝の意を伝えるべくご挨拶に行きました。

男性の自己紹介よると、ご自身はNASAの元宇宙飛行士とのこと。ご自身も含めてNASAの科学者には無神論者が多いらしいのですが、彼らは宇宙で謎の物事と遭遇することがかなりあって、宇宙から戻ったらまず教会へ行きますと語られました。その話に大変驚きました。私の胸中に大きな衝撃が走ったことを今も生々しく覚えています。

いくら科学の発展があっても、宇宙、自然については未知のことのほうがずっと多いはずですが、男性の言葉はそんなことを改めて私に気づかせる刺激的なものであり、心に巨大な渦巻きを起こしました。

別の機会に、埋木舎《うもれぎのや》（井伊直弼生誕の家）当主、武蔵野学院大学副学長（現・名誉学長）大久保治男教授とお会いしたことがありました。そのとき大久保教授は、養生文化は中国で発祥し、日本に伝わってから日本の文化伝統にもなったこと、今の人々にもその文化の必要性はとても大きいこと、したがって研究を深め、普及すべきであると熱を込めて、雄弁に語られ、さらに「君の使命と任務もここにあるのでは？」と慫慂《しょうよう》されました。

それは慫慂というよりももっとずっと強く迫ってくるものがあり、私は「承知致しました」以外に何も言えませんでした。しかしどう手を付け、どこまで集中すべきでしょうか？

あれこれと悩んでいたなか、上野の国立科学博物館で「医は仁術」特別展があることを知りました。さっそく足を運んでみると大量の古文献などが展示されていました。そこである素晴らしい解説文を読みました。館員の人に確認してみると、順天堂大学特任教授の酒井シヅ氏が書かれた文章です。私はどうしてもお話を伺いたくなり、その場で酒井氏へ電話をかけていました。

ラッキーなことに先生は大学におられ、突然の電話にもかかわらず耳を傾けてくださいました。失礼とは思いつつも、私は電話で研究方向についての自分の悩みを先生にご相談したいと申し上げたところ、なんと先生は「どうぞ、いらっしゃい」と親切に接してくださいました。

私はその足で順天堂大学へ行き、元日本医史学会理事長・酒井シヅ教授の研究室でお話を伺うことができました。

日本の養生文化の歴史の中で貝原益軒は代表的な人物と言えるでしょう、名作『養生訓』は江戸時代のベストセラー、ロングセラーで、日本の庶民に大変有益な影響を与えました、『養生訓』を新たな視点から研究することには大きな意味があるでしょう、との先生の言葉に、私は強く背中を押されました。

その後、懸命な調査、勉強、確認という研究活動の日々が始まりました。大量の古典史料の調査のため、中国中医研究の友人たちのご理解とご協力も得ることができ、大変な力になりました。そうして出来上がった論文は国会図書館ウェブ上で公開しましたが、それが本書の基になっているものです。

資料収集を始めてから何年もかかったものの、それが一冊の書物として世に出ることになったのは、とにかく酒井シヅ先生に強く勧められたお陰です。先生にはここに深く感謝の意を表します。

また本書制作にあたっては、章構成を新たに組み直し、文章も大幅に改変して、読みやすさを追求しました。その過程で、元岩波書店の編集者・沢株正始氏、講談社学芸クリエイトの林辺光慶氏には大変なご協力をいただきました。そのご尽力にも心から感謝致します。

『養生訓』誕生からすでに三〇〇年を超えました。「順天応人」の思想を基盤とする養生文化の精神を、読者の皆さまにも是非味わっていただければ、著者としてこれに過ぎる喜びはありません。

二〇一八年九月

謝　心範

謝　心範（しゃ・しんはん）

一九五三年、上海生まれ。一四歳から家伝により中医思想、鍼灸、漢方について学び、チベット密教祖寺で修行、チベット医学の四部医典を賜る。

一九八一年、上海師範大学卒業。一九八七年来日、一九九七年日本国籍を取得。『『養生訓』の分析研究―漢籍の影響』で武蔵野学院大学大学院博士号取得。現在は武蔵野学院大学大学院教授。株式会社協通事業の代表を務める。

著書に『真・養生学』（広葉書林）、『日本で買える本場中国の漢方薬ガイド』（講談社）、『肝臓を元気に！』（漢方養生研究所）などがある。

養生《ようじょう》の智慧《ちえ》と気《き》の思想《しそう》

貝原益軒《かいばらえきけん》に至《いた》る未病《みびょう》の文化《ぶんか》を読《よ》む

二〇一八年一一月　九日　第一刷発行

著者　謝《しゃ》　心範《しんはん》

発行者　渡瀬昌彦

発行所　株式会社 講談社
東京都文京区音羽二丁目一二―二一　〒一一二―八〇〇一
電話　(編集)〇三―三九四五―四九六三
(販売)〇三―五三九五―四四一五
(業務)〇三―五三九五―三六一五

装幀者　奥定泰之

本文データ制作　講談社デジタル製作

本文印刷　信毎書籍印刷株式会社

カバー・表紙印刷　半七写真印刷工業株式会社

製本所　大口製本印刷株式会社

ISBN978-4-06-513944-8　Printed in Japan
N.D.C.121　284p　19cm

講談社選書メチエ　刊行の辞

書物からまったく離れて生きるのはむずかしいことです。百年ばかり昔、アンドレ・ジッドは自分にむかって「すべての書物を捨てるべし」と命じながら、パリからアフリカへ旅立ちました。旅の荷は軽くなかったようです。ひそかに書物をたずさえていたからでした。ジッドのように意地を張らず、書物とともに世界を旅して、いらなくなったら捨てていけばいいのではないでしょうか。

現代は、星の数ほどにも本の書き手が見あたります。読み手と書き手がこれほど近づきあっている時代はありません。きのうの読者が、一夜あければ著者となって、あらたな読者にめぐりあう。その読者のなかから、またあらたな著者が生まれるのです。この循環の過程で読書の質も変わっていきます。人は書き手になることで熟練の読み手になるものです。

選書メチエはこのような時代にふさわしい書物の刊行をめざしています。

フランス語でメチエは、経験によって身につく技術のことをいいます。道具を駆使しておこなう仕事のことでもあります。また、生活と直接に結びついた専門的な技能を指すこともあります。

いま地球の環境はますます複雑な変化を見せ、予測困難な状況が刻々あらわれています。

そのなかで、読者それぞれの「メチエ」を活かす一助として、本選書が役立つことを願っています。

一九九四年二月　　野間佐和子

MÉTIER